这本书能让你

稳定血压

安全降血压，平稳控制住

余瀛鳌 采 薇 ◎主编

中国轻工业出版社

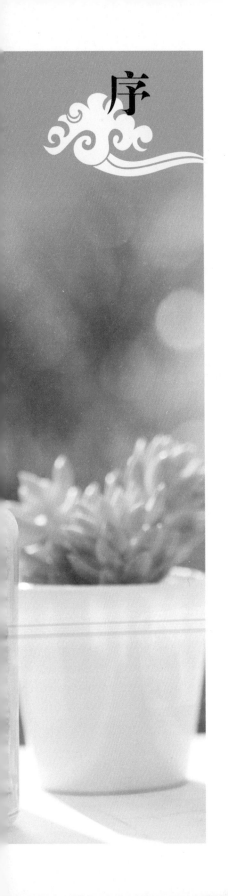

序

没有稳不下来的高血压

　　高血压是一种常见慢性病，它不仅表现为血压偏高，更大的危害是血压的长期波动，把血压稳定住，避免大的波动，才是控制血压的关键。稳定血压与生活方式密切相关，不是单纯通过降压药就可以完全解决。所以，控制高血压绝不仅仅是医生的事，更要注意日常生活中的调养。

　　这本书就是专门为高血压患者编写的稳压指南，从血压常识、饮食调理、风险控制、情绪调节、运动选择、药物配合、四季养生、中医保健等几大方面入手，涵盖了日常生活应注意的各项内容，适合所有的高血压患者阅读。不论是临界及轻度高血压患者，还是中、重度高血压患者，在配合专业医生的同时，按照本书的建议去做，能有效改善病情，防止高血压引发各种意外。

　　本书在第1版的基础上进行了修订，以期更符合读者的需求，希望能给读者带来切实有效的帮助。

编者

2018年12月

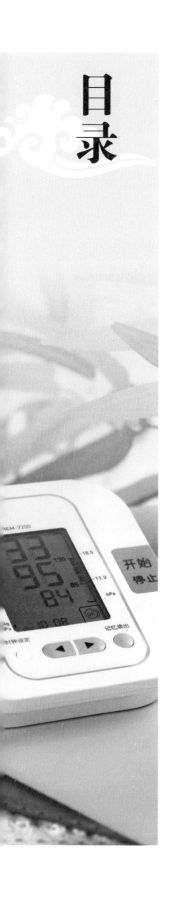

目录

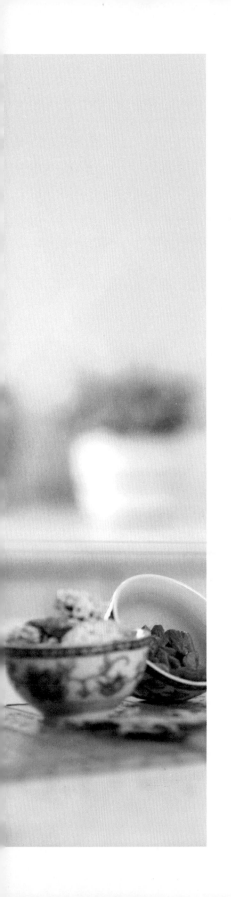

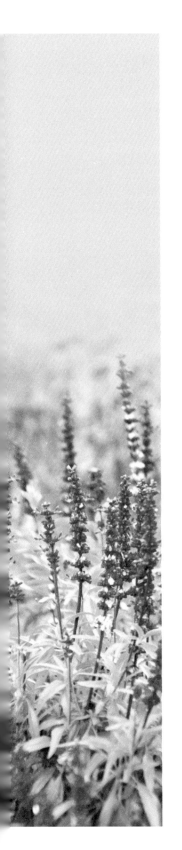

第二章

情绪稳定了，血压就稳定了大半

第三章

规避生活中隐藏的升压风险

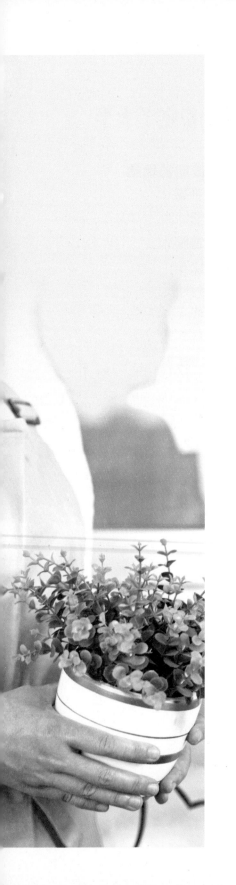

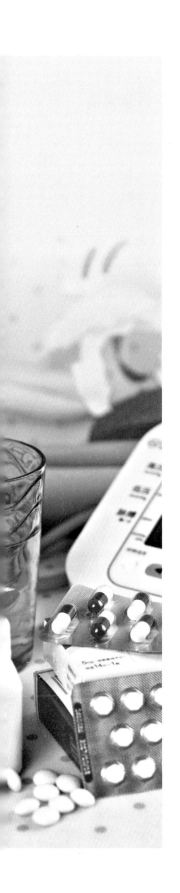

第四章
选用降压药，安全平稳最重要

第五章
运动加按摩，双管齐下稳血压

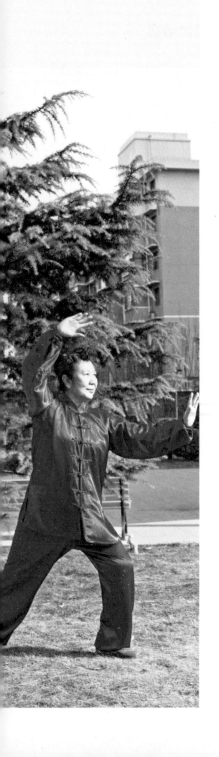

第六章
跟随自然的脚步，稳压才能更持久

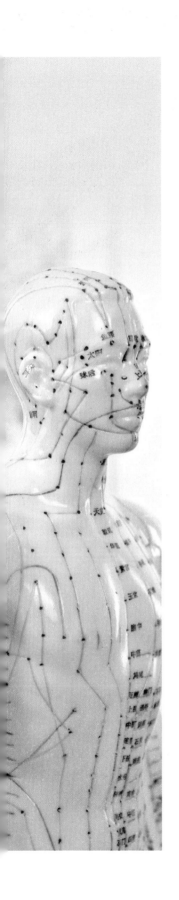

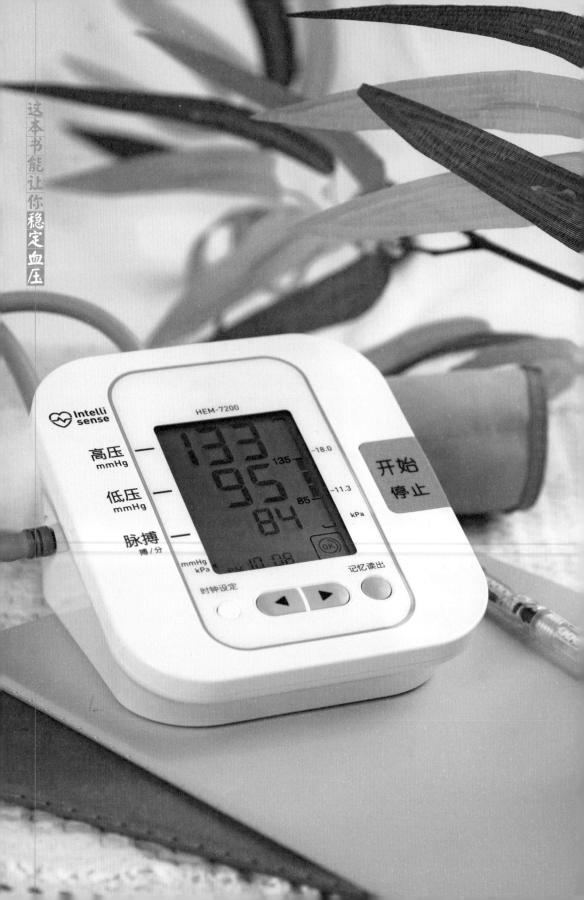

降低血压不难，难在稳定血压

血压是血液在血管内流动时，作用于血管壁的压力，它是推动血液在血管内流动的动力。血压忽高忽低、起伏不定，对人体的伤害非常大，可直接造成心、脑、肾等靶器官的损害，甚至引起脑卒中等危险。所以，高血压患者不能只追求把血压降下来，让血压保持稳定才是关键。

血压高了，哪里出了问题

这本书能让你稳定血压

你的血压属于哪个级别

高血压是一种以体循环动脉压升高为主要表现的临床综合征，是最常见的一种心血管疾病。表现为在未使用降压药物的情况下，收缩压（高压）≥140毫米汞柱和（或）舒张压（低压）≥90毫米汞柱。根据血压升高水平，可进一步将高血压分为1级、2级和3级。

收缩压（高压） 当心脏收缩时，动脉血管内的压力。

140 毫米汞柱（mmHg）

90 毫米汞柱（mmHg）

舒张压（低压） 当心脏舒张时，动脉血管弹性回缩产生的压力。

12

看看自己的血压在哪个范围

血压类别	收缩压（高压）（mmHg）		舒张压（低压）（mmHg）
低血压 低于正常值	<90	或	<60
正常血压 正常值	90~119	和	60~79
正常高值	120~139	和/或	80~89
高血压 高血压1级（轻度，低危）	140~159	和/或	90~99
高血压2级（中度，中危）	160~179	和/或	100~109
高血压3级（重度，高危）	≥180	和/或	≥110
单纯收缩期高血压	≥140	和	<90

贴心提示

- 当所测得的收缩压和舒张压分属于不同级别时，以较高的分级为准。
- 血压处于正常高值者，10年后或中年后患上高血压及心血管病的概率较高。
- 3级高血压伴1项及以上危险因素（具体危险因素见第16页）者；合并糖尿病者；合并心、脑血管病或慢性肾脏疾病者，都属于心血管风险很高危的患者。
- 单纯收缩期高血压是指舒张压不高，仅仅收缩压超过正常范围。多发生于60岁以上的老年人，又叫老年性收缩期高血压。

要清楚自己属于哪种高血压

按病因分类

原发性高血压： 占高血压患者的90%~95%，指发病原因不明的高血压，其发病根源和机制尚未完全明了，治疗主要是"抗高血压治疗"。

继发性高血压： 占高血压患者的5%~10%，指继发于其他疾病之上的高血压，如某些肾脏疾病、内分泌疾病、糖尿病等引起的高血压。由于这些高血压有明确的原因，一旦原发性的疾病得到控制，血压自然就会得到控制。尤其是年轻人、无高血压家族史者、有明确的其他疾病者，要注意继发性高血压的可能。

按病程进展分类

缓进型高血压： 起病症状不明显，进展缓慢，病程可达几十年，由轻度高血压逐渐发展到中度高血压，在高血压患者中占大多数。

急进型高血压（恶性高血压）： 病程发展迅速，由于某种诱因，使血压突然极度上升，出现头痛、眩晕、视网膜出血等，继而出现心、脑、肾脏器官功能的严重障碍，如心绞痛、心力衰竭、脑出血、尿毒症等。多见于40岁以下的中青年。急进型高血压还包括高血压危象，即高血压急重症，是有生命危险的危重症。

Hypertension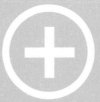

这本书能让你稳定血压

特殊类型的
高血压

1 **假性高血压：** 在老年高血压患者中，有不少人的血压升高只是因其动脉硬化，而使其收缩压偏高，即为假性高血压（老年性高血压）。此类患者不能贸然进行降压治疗，而应针对患者的动脉硬化及脏器供血不足进行治疗，以达到降低其收缩压的目的。

2 **肥胖性高血压：** 不少体型肥胖者血压偏高，但通过控制热量摄入及减轻体重，患者的血压就可以明显下降或接近正常，即为肥胖性高血压，多为轻中度高血压。但如果患者血压过高或伴有心脑血管疾病时，仍应配合药物治疗。

3 **体位性高血压：** 有些患者平躺时血压正常，站立时血压升高，排除其他疾病，即为体位性高血压，多为轻症。一般血压随体位变化会有超过15毫米汞柱的改变，且常伴有体位性心动过速等症状。治疗时不必急于使用降压药，可通过体育锻炼和心理疗法等来改善神经调节功能。

4 **高原性高血压：** 有些患者在高原地区生活时血压升高，离开高原地区后不经降压处理血压很快便恢复正常，此种高血压可称为高原性高血压。其形成原因主要是体内缺氧导致。在治疗时一般不需服用降压药物，可通过改变自己的生活环境，以使血压降至正常水平。

5 **睡眠呼吸障碍性高血压：** 在睡眠时反复出现呼吸暂停的现象，一般每次呼吸暂停可持续10秒左右，每夜可发作30次以上，且伴有周期性血压升高的症状，即为睡眠呼吸障碍性高血压。在治疗时，患者应以纠正气道阻塞为主，可采取侧卧或半卧的睡眠姿势，也可采取手术的方法改善呼吸障碍问题。

6 **妊娠性高血压：** 有些妇女在妊娠时由于血容量增加、周围血管痉挛、激素的分泌水平增高等原因，血压较妊娠前有所升高，称为妊娠性高血压。其发病率可占妊娠妇女的30%。此类高血压患者应特别慎重治疗。

7 **肺性高血压：** 有些人在患了呼吸系统疾病后，血压会有所升高，而只用抗生素、止咳药等即可使血压明显降低，此种高血压可称为肺性高血压。在治疗时，患者一般不需进行降压治疗，当呼吸系统疾病缓解后，其血压大多可降至正常水平。

90%的高血压跟这些有关

90%~95%的高血压为原发性高血压，具体发病原因不明，但以下这些与高血压的发生和发展有直接关系，是诱发或加重高血压的重要因素。

家族遗传

高血压有一定的基因遗传性。父母一方有高血压，子女患病率为30%，父母双方有高血压，子女患病率为45%。

年龄增长

随着年龄增长，血管有不同程度的硬化，血压也会随之升高。老年时期的血压普遍比年轻时要高。

精神紧张、压力大

工作紧张劳累、精神压力大、心态不够平和、情绪容易过激等，都会导致血压升高。

高钠盐饮食

每人每天钠盐摄入平均增加2克，血压可升高1~2毫米汞柱。

嗜好烟、酒

长期吸烟和大量饮用烈性酒，对血管会造成极大的损害，是引发和加重高血压的两大因素。

超重和肥胖

男性腰围≥90厘米，女性腰围≥85厘米，发生高血压的风险是腰围正常者的4倍以上。

运动不足

缺乏体力活动、久坐不动，摄入多，消耗少，也会引起人体代谢障碍，导致血压升高。

这本书能让你稳定血压

高血压最青睐哪些人

高血压在人群中有一定的患病规律，这与年龄、性别、地域、生活习惯等均有关系。那么，高血压最青睐哪些人呢？

1. 高血压的患病率随年龄增长而升高，所以，老年人是高血压的主力军。

2. 现代社会男性压力大，高血压患病率较女性高，而女性更年期后患病率会明显上升。

3. 在地理分布上，高纬度（寒冷）地区的患病率高于低纬度（温暖）地区，高海拔地区高于低海拔地区。我国从南方到北方，高血压患病率呈递增趋势。

4. 在饮食习惯上，盐和饱和脂肪摄入越多，口味越咸及油腻者，平均血压水平越高。

5. 经常大量饮酒、长期抽烟的人，血压水平高于不饮酒、少饮酒及不吸烟者。

6. 不同民族之间高血压患病率也有一些差异，生活在北方或高原地区的藏族、蒙古族和朝鲜族等患病率较高，而生活在南方或非高原地区的壮族、苗族和彝族等患病率则较低。

7. 经济文化越发达，社会压力越大，饮食越丰盛的地区，平均血压水平越高。城市高血压的患病率明显高于农村。

8. 肥胖（尤其是腹型肥胖）、体力活动少者，常常血压高，兼有动脉硬化、高脂血症、糖尿病等疾病者，为高血压高发人群。

9. 精神紧张者，即注意力高度集中、紧张劳累、压力大以及 A 型性格者，都是高血压的易发人群。如脑力劳动者明显高于体力劳动者，高学历者明显高于低学历者。

10. 同一家庭中出现多个高血压患者，尤其是父母患有高血压者，其他成员患病概率远高于其他家庭。因为一家人除了有遗传因素外，共同的生活环境、饮食习惯、性格特征等也是重要原因。

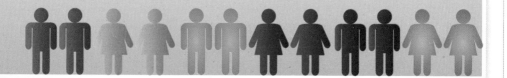

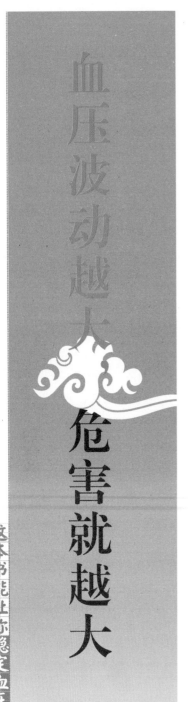

血压波动越大

危害就越大

血压波动是怎么回事

正常人的血压也波动

人体一天中的血压不是恒定不变的，而是呈现出一种长柄勺形的起伏。正常人血压的高峰与低谷相差可达到10%以上，尤其是收缩压，昼夜之间可有40毫米汞柱以上的差别。如果峰谷变化小于10%，甚至夜晚血压高于白天，都是异常表现。

高血压患者的血压通常也具有这种昼高夜低的基本特点，不过是在高水平状态下的波动，变化的幅度比正常人更大，且冬季这种变化幅度还要大。如果失去这种血压的昼夜波动规律变化，更容易发生心、脑、肾等靶器官的严重损害。

血压的"两峰一谷"现象

人体的血压在一天中有两个高峰值，一个低谷点，又被称为"两峰一谷"现象。

在上午6~8点，血压升到第一高峰，也叫晨峰期，是全天血压最高的时期。下午3~5点，再次逐渐升到第二高峰，不过其高度比第一高峰略低。此后血压趋于平稳，到夜里2~4点则逐渐降至最低点，好像跌入了一个深谷。

血压24小时生理波动示意图

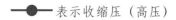 表示收缩压（高压）

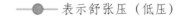 表示舒张压（低压）

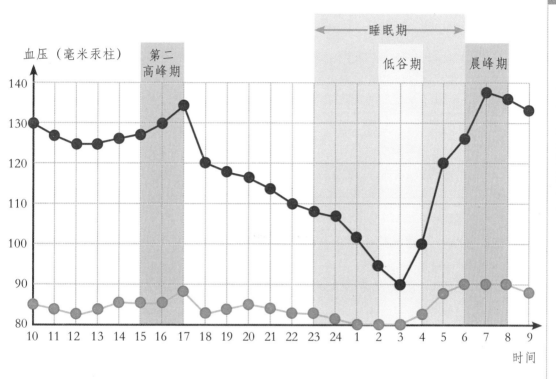

引起血压波动的因素有哪些

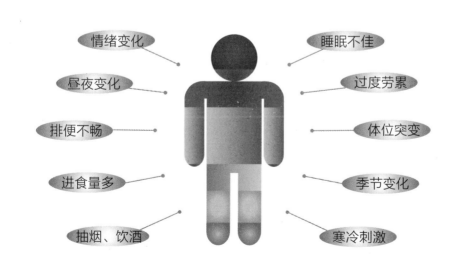

情绪变化　睡眠不佳

昼夜变化　过度劳累

排便不畅　体位突变

进食量多　季节变化

抽烟、饮酒　寒冷刺激

19

血压异常波动
对脏器的损害非常大

　　高血压往往伴随着心脏病、脑卒中、肾脏病等，即靶器官损害（心、脑、肾等器官是高血压的损害对象，在医学上被称为高血压的靶器官）。其实，与单纯的血压升高相比，血压或高或低引起的波动对心、脑、肾等靶器官的损害更严重。

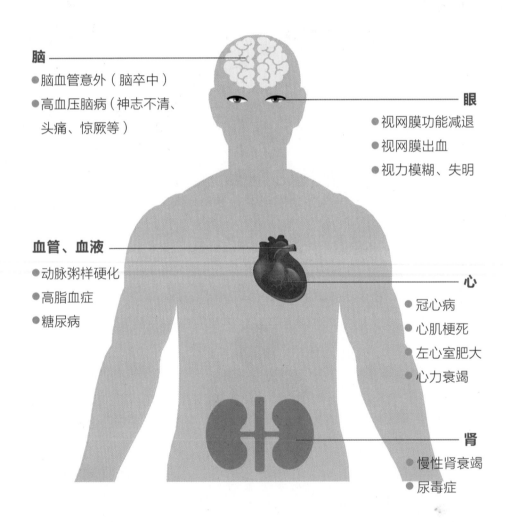

脑
- ●脑血管意外（脑卒中）
- ●高血压脑病（神志不清、头痛、惊厥等）

眼
- ●视网膜功能减退
- ●视网膜出血
- ●视力模糊、失明

血管、血液
- ●动脉粥样硬化
- ●高脂血症
- ●糖尿病

心
- ●冠心病
- ●心肌梗死
- ●左心室肥大
- ●心力衰竭

肾
- ●慢性肾衰竭
- ●尿毒症

冠心病　　长期高血压可导致动脉粥样硬化的形成和发展，逐步形成斑块，使血管腔变狭窄，甚至堵塞，或因冠状动脉功能性改变而导致心肌缺血、缺氧、坏死而引起冠心病。冠心病是动脉粥样硬化导致器官病变的最常见类型。

脑卒中　　脑卒中包括脑出血、脑梗死等。脑卒中又叫脑血管意外、脑中风，病势凶猛，致死、致残率极高。如果高血压患者脑动脉硬化到一定程度，再加上一时过度兴奋、愤怒、剧烈运动等，都会使血压急剧升高，可能导致脑血管破裂出血，使人立即昏迷倒地。血压越高，脑卒中的发生率越高。

高血压心脏病　　由高血压所导致的心脏改变，主要是左心室肥厚和扩大，心肌细胞肥大和间质纤维化。高血压心脏病是高血压长期得不到控制的一个必然趋势，最后可引起心律失常甚至心力衰竭而危及生命。

高血压脑病　　高血压脑病主要发生在重症高血压患者中。由于过高的血压超过了脑血流的自动调节范围，脑组织因血流灌注过多而引起脑水肿。临床上以脑病的症状和体征为特点，表现为弥漫性严重头痛、呕吐、意识障碍、精神错乱，严重的甚至会出现昏迷和抽搐。

慢性肾衰竭　　高血压与肾脏损害是相互影响、恶性循环的。到了高血压中、后期，肾小动脉发生硬化，肾血流量减少，肾浓缩小便的能力降低，此时会出现多尿和夜间尿频等现象。急剧发展的高血压可引起广泛的肾小动脉弥漫性病变，导致恶性肾小动脉硬化，从而迅速发展成为尿毒症。

代谢综合征　　高血压患者有很大比例是代谢综合征患者，即同时患有高脂血症、糖尿病，即为"三高"患者。血压、血脂、血糖三者相互影响，长期的高血压常常也导致血脂、血糖的偏高。

及时判断"高血压危象"

"高血压危象"是发生在高血压病程中的一种特殊临床现象，是在高血压基础上，由于精神创伤、情绪变化、过度疲劳、寒冷刺激、气候变化、内分泌失调、突然停降压药等诱因，使周围小动脉发生暂时性强烈痉挛，引起血压突然急剧升高，并出现严重临床症状，如神志变化、剧烈头痛、烦躁、眩晕、恶心、呕吐、心动过速、面色苍白、呼吸困难、视力模糊等，如不及时处理，可能引起脑卒中、偏瘫、失明，甚至死亡，十分凶险。

高血压危象分为高血压急症和高血压亚急症两种。

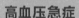

高血压急症

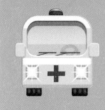

高血压急症的主要表现：血压在短时间内急剧升高（收缩压＞220毫米汞柱，舒张压＞130毫米汞柱），并伴发进行性靶器官功能损害。

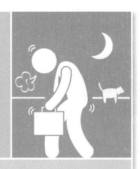

高血压急症包括：恶性高血压、高血压脑病、颅内出血、急性心肌梗死、急性左心衰竭伴肺水肿、不稳定心绞痛以及主动脉夹层等致命性疾病。

高血压亚急症

高血压亚急症是指血压严重升高（收缩压＞180毫米汞柱，舒张压＞120毫米汞柱），但不伴有靶器官损害。

这本书能让你稳定血压

严防"中风"

中风即脑卒中,是指脑血管堵塞或者破裂出血的一类情况。如果对疾病控制得不好,高血压患者中约60%最终会发生脑卒中,高脂血症和冠心病患者中有30%~40%会发生脑卒中。脑卒中主要有以下两类。

缺血性脑卒中:急性脑血管堵塞		出血性脑卒中:脑血管破裂出血
脑梗死	脑栓塞	脑出血
由于脑部血管血栓形成,堵塞血管引起,最为常见,占80%以上。多见于中老年人,伴有高血压、高脂血症、糖尿病、抽烟、酗酒、肥胖者,且多于休息或夜间睡眠时发生,起病时症状较轻,但会越来越重,一般三天内偏瘫等症状达到高峰。	由于身体其他地方形成的血栓脱落,随着血液流动,到达脑血管狭窄的部位,造成堵塞。此病发病突然,会出现严重的偏瘫、失语,甚至昏迷等,且发病场合没有规律,随时随地会发生。	由于高血压引起的脑血管破裂,或脑动脉畸形、动脉瘤破裂,血液从脆弱的血管处流出,形成血肿,压迫脑组织引起脑卒中。多见于高血压患者,以及脾气暴躁、劳累紧张、连续工作等情况,尤其多发于饮酒后洗热水澡、桑拿、剧烈运动等。发病时大多都有头痛、头晕、呕吐,甚至昏迷不醒。

脑卒中轻则口眼歪斜、半身不遂、语言不利,重则突然仆倒、不省人事,甚至迅速死亡。所以,及早发现、及早治疗非常关键,不仅能降低病死率,后期也会恢复得更好、更快。脑卒中的黄金治疗时间是发病后3~6小时之内。很多人出现苗头后,希望通过休息扛过去,而错过了最佳治疗时间。

贴心提示

判断脑卒中的方法

- 当突然出现肢体手足麻木、一侧肢体软弱无力、抬举困难,甚至无缘无故地拿不住东西、掉筷子等情况,可能是脑卒中迹象。如果双侧肢体无力,而且是慢慢发生的,就不一定是脑卒中。
- 突然出现表情呆滞、说话不流利甚至流口水时,让患者做些简单的动作,就可以辨识脑卒中,如让患者笑一下,若笑时口角歪向一边,则可能是脑卒中;还可让它伸一下舌头或说一句简单的话,如发现说话含糊不清等异常,则可能是脑卒中。
- 视物重影,单眼或偏侧失明,或者突然出现头痛头晕、呕吐等,都极有可能是脑卒中前兆。

全面管控高血压

建立信心

高血压目前虽难以治愈，但绝大部分可以控制。因此，如何有效、全面地管控血压水平是稳压的关键。

高血压有一个诊断标准，即在未用降压药的情况下，非同日3次测血压，数值都超过正常范围，就可以诊断为高血压（需要注意的是，非同日3次，一般指间隔2周测1次，不是指今日、明日、后日的非同日）。偶尔有一次高血压或"白大褂高血压"者，虽然并不是真正的高血压患者，但也属于"高血压后备军"，也应引起注意。

如果血压并不是很高，只是接近高血压的诊断标准，如高压130~139/低压85~89，则属于"临界高血压"，即高血压前期。如果有头晕不适、精神不能集中、睡眠不好等表现，建议先找中医调理，这对轻度高血压十分见效。

高血压早期不一定要吃降压药。尤其是中青年患者刚患上高血压时，大多是单纯血压升高，不伴有动脉硬化及心、脑、肾、眼等问题，如果治疗及时，完全可以恢复到正常血压状态。只要注意改善生活方式，再加上合理饮食、适当运动、调整情绪等，去除引发高血压的诱因，完全可以把血压稳定下来。

"白大褂高血压"是指有些患者在医生诊室测量血压时血压升高，但在家中自测血压或24小时动态血压监测（无医生在场）时血压正常。

这可能是由于患者见到穿白大褂的医生后精神紧张，心跳加快，外周血管收缩，阻力增加，从而导致血压上升。

目前研究发现这种现象可能是处于正常血压与持续性高血压之间的一种中间状态。

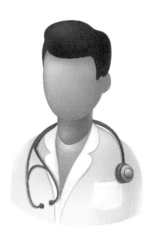

了解相关知识，配合医生治疗

不少人发现自己血压高了，因为没有什么不舒服的症状，就坚信自己身强体壮，觉得没什么大不了，不重视治疗。也有不少人不听从医生的叮嘱，不能坚持规律治疗及服药，血压一降，立即停药，高了再吃，使得血压像坐上过山车，忽高忽低，这样很容易出现意外。还有不少患者听信广告或病友推荐的药物、偏方等，自作主张，自行买药服用，却忽视了个体之间、病情之间的巨大差异，难以保证疗效。

所有这些都是由于缺乏高血压的相关知识造成的。时间长了，不仅血压控制不好，波动大，还会加大对靶器官的损害。有时即使血压降下来了，但动脉硬化依然在悄悄持续进行，等到出现冠心病、脑卒中等，就不再是单纯的高血压问题了，治疗起来难度更大。

所以，不论高血压的程度轻重，一旦发生，都应尊重科学、认清疾病，对血压进行终生管理。有效的管理是预防严重的心脑血管疾病等并发症的关键。

从现在就开始行动吧

改变生活方式

高血压是一种典型的生活方式病，健康的生活方式是预防和改善高血压最有效的措施。要想稳定血压，根本上还要从改变生活方式入手。

调查表明，对于是否患高血压，遗传因素占40%，外在环境因素占60%，而长期的不良生活方式正是最为重要的外在环境因素。不良生活方式，如高盐高脂饮食、吸烟、酗酒、缺乏运动等都对高血压的发病有一定的影响。

要想稳定血压，一方面要谨遵医嘱，进行药物治疗，另一方面，还要积极调整生活方式，才能有效预防和控制高血压，并提高降压药的效果。如果生活方式完全没有改变，光凭降压药，降压效果就会大打折扣，病情只会不断加重。所以，药物和生活方式就像是降压的两只手，两手都要抓，两手都要硬。

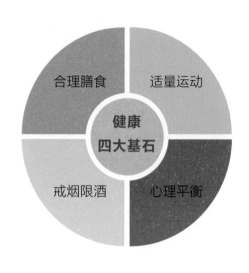

1992年，世界卫生组织总结了世界预防医学的最新成果，发表《维多利亚宣言》，提出了"健康四大基石"：合理膳食、适量运动、戒烟限酒、心理平衡。它能使高血压减少55%，脑卒中减少75%，平均寿命延长10年以上。

对于高血压患者来说，最大的困难在于"知易行难"，虽然知道该怎么做，真的做到却相当困难。这是因为，生活方式有着巨大的惯性，一旦形成就难以改变。但困难越大，意义也越大，作用也越大。让我们从现在开始行动，健康生活的每一天，就是血压稳定的每一天。

稳压的生活

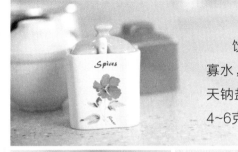

饮食不必清汤寡水，但要控制每天钠盐的摄入量在4~6克。

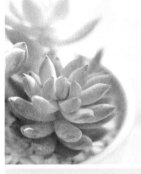

节制热量摄入，保持正常体重，肥胖者坚持减肥，尤其要控制腰围。

戒烟限酒，远离辛辣刺激食物，多吃蔬菜水果，适当喝些降压茶。

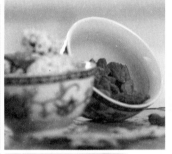

保持大便畅通，避免便秘及排便过于用力。

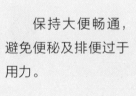

少坐多动，增加活动量，进行有规律的有氧运动，最好每天坚持30～40分钟。

保持心情愉快，不急不躁，及时调节不良情绪。

生活规律，把节奏调慢一些，务必保证充足睡眠。

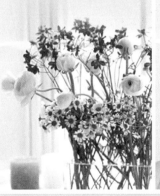

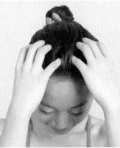

适当进行按摩保健，多梳头，多按摩头皮，每晚睡前泡泡脚。

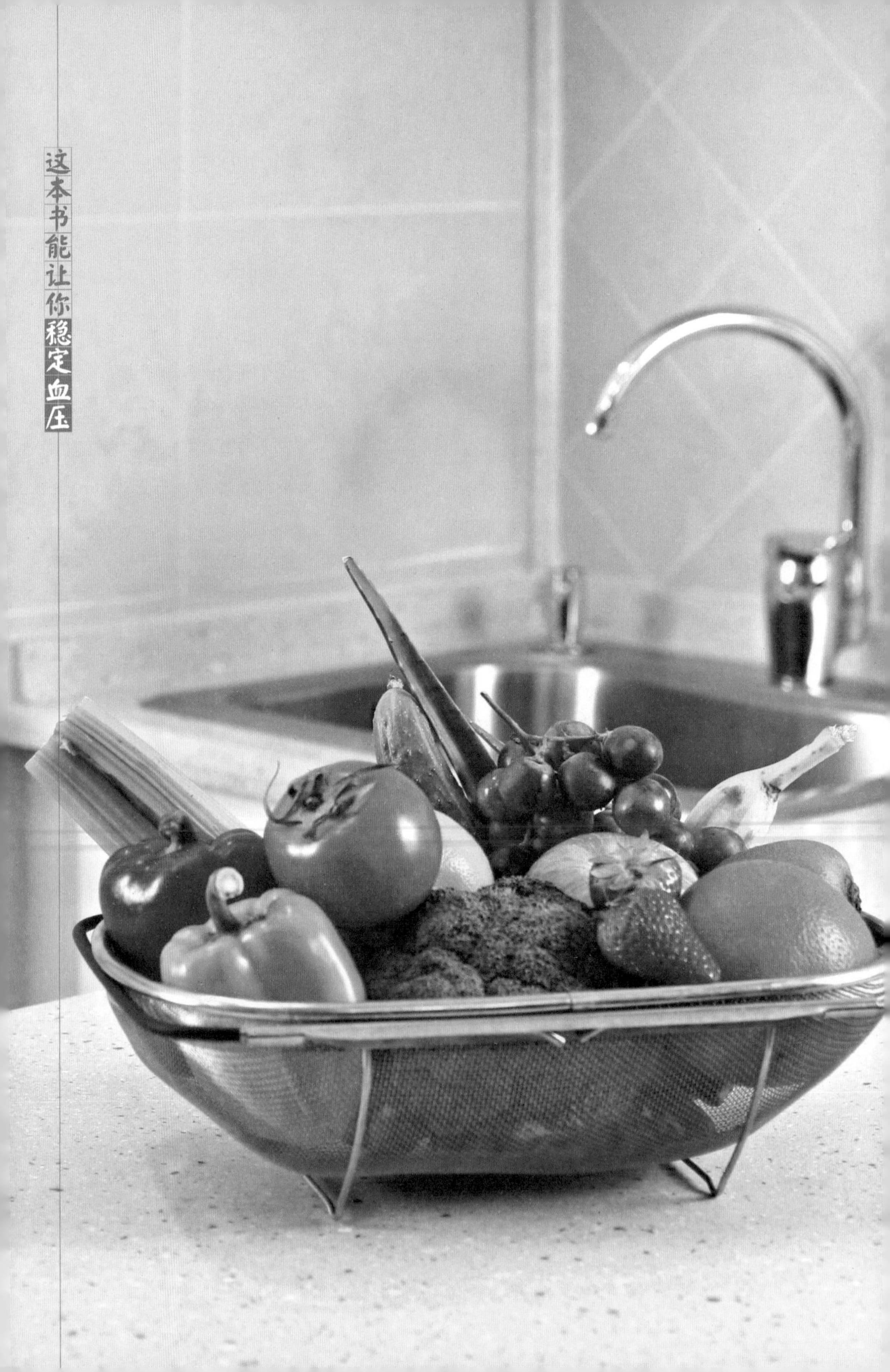

第一章

吃透食物，把好入口第一关

　　高血压不一定是吃出来的，但高血压的调控和饮食密切相关，可以说，饮食管理是控制高血压的基石。有些高血压患者总是千方百计地打听"吃什么特别的东西可以降低血压？""有什么降压的饮食小偏方？"其实，饮食降血压并没有那么神秘，也不是靠偏方治大病，而是通过合理调整日常饮食来改善。从纠正饮食习惯开始，到正确认识食物宜忌，只要吃对了食物，就能防止"病从口入"。

不仅要吃得好，更要吃得对

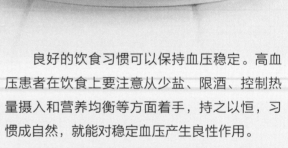

良好的饮食习惯可以保持血压稳定。高血压患者在饮食上要注意从少盐、限酒、控制热量摄入和营养均衡等方面着手，持之以恒，习惯成自然，就能对稳定血压产生良性作用。

高血压为什么容易具有家族性，除了遗传因素外，还和一家人共同的饮食习惯密切相关。如一家人都喜欢口味重的食品，喜欢肥甘油腻的口感，都酒量过人，盐、脂肪、热量统统超标，长此以往，血压也会"高人一筹"。所以，在一起吃饭的一家人共同调整饮食习惯，不仅对高血压患者有益，也会大大减少下一代患上高血压的可能性。

每天吃多少盐最合理

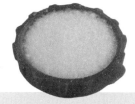

用盐量的简单测量法：

● 用普通的啤酒瓶盖，去掉垫圈，盛满盐抹平，即为6克。
● 不去掉垫圈，松松地抹平，即为5克。

高血压患者每日摄入盐量应不超过1啤酒瓶盖（5~6克）

盐是人体必需的调味品，也是维持人体内环境稳定的重要物质。但盐的摄入一旦超标，就会成为高血压的催化剂。高盐饮食导致血液中钠浓度增加，血管外水分就会在渗透压的作用下渗入血管，随之血管中的血容量增加，导致人体血压增高。

控制每日用盐量是控制血压的关键一步。研究发现，每天增加2克食盐，可导致血压升高1~2毫米汞柱。限盐除了具有直接降压，并增强降压药的作用外，还能减轻心脏和肾脏的负担。

中国营养学会建议每人每天食盐用量为6克，世界卫生组织建议为5克。而高血压较严重者最好能控制在4克。

每天用盐量，是指一天中所有进食的总盐量，包括酱油等调料和其他食物中的含盐量。所以，如果减去这些"隐藏"起来的食盐摄入，真正在烹调中加入的盐应该在3克左右，即为上图瓶盖盐的一半左右。高血压严重者还要酌情稍减。

贴心提示

不少老年人会说"盐吃少了没力气"。其实，这句话放在过去是对的，因为过去人们做重体力劳动多，出大力，流大汗，盐分随汗液排出过多，且由于食物品种单一，从其他食物中摄取的盐量也较少，此时吃盐太少容易引起虚弱、乏力的现象。而现代生活中，体力劳动的强度显著降低，出汗较少，而食物品种极大丰富，除了琳琅满目的调味料，腌制品、卤制品、海产品、零食、点心等也都含有不少盐分，几乎不存在盐少的问题，所以，日常控盐不会造成没力气。

但也不要过于教条刻板地控盐，比如盛夏天热，出汗较多时，控盐可以适当放松些。

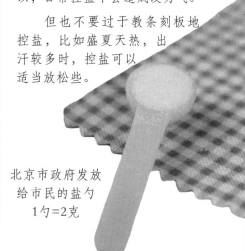

北京市政府发放给市民的盐勺
1勺=2克

小心食物中潜藏的"隐形"盐

计算每日盐的摄入量时，由于食物和调料中的盐都要算进去，所以，别光看到盐罐里的盐，其实还有大量看不见的盐被我们吃了进去。

小心高盐食物

● 腌制食物，如腌肉、腊肉、咸菜、泡菜、酱菜、酱豆腐、咸鸭蛋等均为高盐食物。

● 方便面、炒饭、比萨、炸薯条以及香肠、火腿等熟食除了含盐量比较高外，脂肪、糖含量也均超标。

● 加工食品含盐量较高，如罐装的肉、鱼、蔬菜等制品为了延长保质期，含盐量极高。

● 虾皮、海鱼、贝类、海带、紫菜等海鲜类食物来自海洋，本身含盐量就比一般食物高，晒干后就更咸了。

● 不少小零食，如话梅、饼干、果脯、海苔、咸味花生、肉松等，也含有大量的盐。

控盐烹调法

1 做菜时少放盐，且酱油、味精、鸡精、鱼露、美极鲜以及浓肉汁、调味汁、浓汤宝等调味品含盐量都较高，均不要多放。如20毫升酱油中含有3克盐，老抽的含盐量又高于生抽。

2 北方人爱吃的黄酱、甜面酱、麻酱等，都含有大量盐分，如10克黄酱中就含有1.5克盐。所以，在烹调和蘸食时均不宜多用。

3 炒菜九分熟后，再放少量盐；炖菜时，清炖好再放少量盐等调料。

4 如果已经习惯了较咸的口味，可用部分低钠盐、含钾盐代替普通食盐，能够在一定程度上改善少盐烹调的口味。

5 多吃菜，少喝汤，因为汤中会溶解大量的盐分，口味比菜更咸。

6 用葱、姜、蒜、香菜、醋等辅料来调味，可以提高食欲，弥补缺少咸味的不足。

高盐食物中的含盐量速查表

[下列数据均指每100 克（2两）中的含盐量（克）]

分类	食物名称	含盐量	分类	食物名称	含盐量
速食品	方便面	2.9	酱菜类	酱萝卜	17.5
	油条	1.5		酱莴苣	11.8
	咸大饼	1.5		酱大头菜	11.7
	咸面包	1.3		什锦菜	10.4
	牛奶饼干	1.0		萝卜干	10.2
肉类	咖喱牛肉干	5.3		榨菜	10.8
	咸肉	4.9		酱黄瓜	9.6
	牛肉松	4.9		腌雪里蕻	8.4
	火腿	2.8	豆制品	臭豆腐	5.1
	午餐肉	2.5		五香豆	4.1
	叉烧肉	2.1		素火腿	1.7
	酱牛肉	2.2		豆腐干	1.6
	火腿肠	2.0		五香豆豉	4.1
	生腊肉	1.9		红腐乳	7.9
禽蛋类	烧鹅	6.1		白腐乳	6.2
	盐水鸭	4.0	坚果	炒葵花籽	3.4
	酱鸭	2.5		小核桃	1.1
	扒鸡	2.5		花生米	1.1
	北京烤鸭	2.1		腰果	0.6
	咸鸭蛋	6.9	调味品	陈醋	2.0
	皮蛋	1.4		味精	20.7
鱼虾类	咸鱼	13.5		酱油	14.6
	虾皮	12.8		豆瓣酱	15.3
	虾米	12.4		辣酱	8.2
	鱼片干	5.9		花生酱	5.9
	鱿鱼干	2.5		甜面酱	5.3

平衡好钠和钾是个技术活

降钠、补钾，缺一不可

钾是人体必需的矿物质，参与细胞内外酸碱平衡的调节，是维持细胞内渗透压的主要物质。此外，体内的钾还与蛋白质的合成有关，参与维持血糖及其免疫功能的稳定和正常。

多项研究表明，钠－钾摄入的比例与高血压和心血管疾病存在关联。高钠低钾会增大高血压、冠心病、脑卒中的患病风险，而钠钾平衡则可以降低血压，防治这些疾病。

另一方面，研究也证明，如果没有增加钾的摄入量，只是单纯减少钠盐的摄入，即使控盐做得再好，也未必能有效地降低风险。

所以，在饮食中，除了要降低钠的摄入量，还要同时适当补充钾，才能保持好钠和钾的摄入平衡，这对高血压患者尤为重要。

老年人易缺钾

正常饮食情况下，成年健康人很少会发生缺钾。大多是某些生理或病理情况下，如食物摄入不足、呕吐、腹泻、长期或大剂量服用利尿剂、严重受伤等，才会引起低血钾，其主要表现为四肢软弱无力。

人到老年易发生缺钾，原因是多方面的。一方面老年人的牙口不好，饮食单调，使得一些富钾食物的摄入减少；另一方面老年人的肠道消化吸收功能减退，既影响食欲，又降低钾的吸收率。另外，老年人中高血压、糖尿病等心血管病的患病率偏高，有些治疗需要使用噻嗪类利尿剂，此类药物可以加快钾的排泄。降糖治疗可促进血糖进入细胞内氧化利用，这个过程中需要携入钾离子，使得钾的利用增加。这样，摄入不足、丢失过多、消耗增加等多种因素的存在，使得老年人较其他年龄段更容易出现低钾问题，因此更不能忽视补钾。

这本书能让你稳定血压

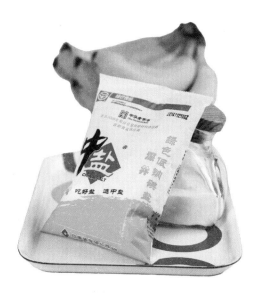

怎样补钾才有效

1 每天吃两个含钾量高的水果，如香蕉、橙子、橘子、苹果、柿子等，有助于钠钾摄入平衡。

2 常吃西蓝花、菠菜、芹菜、苋菜等富含钾元素的新鲜绿色蔬菜。

3 一些瓜类蔬果也有高钾低钠的特性，如南瓜、菜瓜、黄瓜、苦瓜、冬瓜、西瓜、香瓜等，可适当多吃。

4 豆类（如鲜豌豆、毛豆）、坚果及海带、木耳、蘑菇、紫菜也都是含钾高的食物，可适当多吃。

5 如果不能保证吃到足量的蔬果，可以通过低钠盐代替普通食盐的方式来保证钠钾平衡，有效地弥补日常摄入钾不足的状况。低钠盐也叫富钾盐，其中，氯化钠约为70%，氯化钾约为30%，通过减钠增钾，有助于人体钾钠平衡，从而降低高血压患者的血压水平，改善血管内皮功能及动脉粥样硬化程度。

补多少钾才适当

对一般人群而言，每天摄入的钾为2克左右，而高血压患者应摄入2~4克。

大部分食物中都含有钾，但蔬菜和水果是最好的来源，尤其是色彩鲜艳的水果、深色或绿色蔬菜等都是钾的优质来源。通常，我们一天要摄入500克（1斤）左右的新鲜蔬果，才能满足我们对钾的需求。

贴心提示

补钾会不会补成高血钾？

"高血钾"就是血浆含钾高，是由于肾脏不排钾或用药不当导致，没有发现吃低钠盐（低钠盐含有钾）导致"高血钾"的案例。除了肾功能不全的肾病患者，所有人都适宜吃低钠盐。肾脏具有排钾的生理天性：多吃多排，少吃少排，不吃也排。80%~90%的钾随尿液排到体外，另外有10%的钾可随粪便排出。因为不吃也排，所以更需要补钾，以达到钠钾平衡。

离高糖、高脂 远一点，再远一点

高血压也要限糖

许多高血压患者还没有对糖的限制问题给予重视，认为只有糖尿病患者才需要限糖。其实，高血压患者即便没有糖尿病，也要限制糖的过多摄入。

研究表明，含糖食物摄入过多，必然会使血糖、血脂水平相应升高，使动脉粥样硬化、冠心病的发病率增高，并阻碍降压药物药效的发挥，导致血压的持续性升高。尤其是肥胖，合并糖尿病、高脂血症、冠心病和心肌肥厚的高血压患者，更要将限糖作为高血压防治的措施之一。

控制好每餐食物的摄入总量是限糖的第一步，此外，还要少吃或不吃以下高糖食物。

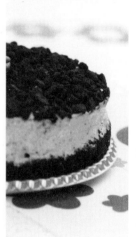

- **主食类（碳水化合物）**：精米白面是升糖的主力军，高血压患者要适当控制主食量，并增加糙米、玉米、燕麦等粗粮来代替精细主食。要尽量少吃甘薯、芋头、黄豆等易胀气的食物。
- **零食类**：果脯、果干、饼干、薯片、蛋糕等小零食不仅含盐量高，含糖量更高，食用时要小心热量超标。
- **调味品类**：除了白糖、红糖外，蜂蜜、番茄酱、沙拉酱等调味品的含糖量都很高。
- **饮品类**：果汁、可乐等各类饮料含糖量惊人，尽量少喝，应以白开水或淡茶水为主。
- **水果类**：葡萄、荔枝、甘蔗等属于高糖水果，不宜吃得太多。

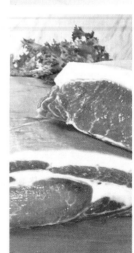

远离高脂肪食物

饮食中的脂肪由不同的脂肪酸构成。真正对人体造成危害的是饱和脂肪酸，而不饱和脂肪酸有一定的保护心血管、延缓血管老化的作用，且有利于降低血胆固醇含量。研究表明，降低饮食中饱和脂肪酸的比例就可使高血压人群的平均血压下降。

人过中年，血液中的总脂质、中性脂肪及胆固醇量即开始升高，

 饱和脂肪酸： 主要存在于畜肉、动物内脏、动物油脂中

 不饱和脂肪酸： 主要存在于鱼肉、植物油脂中

老年期常伴有脂质代谢异常。如果本身就有高血压，长期进食饱和脂肪酸较多，更易加速动脉粥样硬化的发生和发展。所以，高血压患者应降低膳食中脂肪摄入量，但不是要一味地拒绝肉和油，而是应远离富含饱和脂肪酸的食物，特别是动物脂肪，并以富含不饱和脂肪酸的食物来替代。

红肉与白肉，哪个才更适合

红肉 		白肉
猪肉、羊肉、牛肉	种类	鱼肉、禽肉
猪肉>羊肉>牛肉	脂肪含量	鸡、鸭肉>鱼肉
肌肉纤维粗硬、脂肪含量较高，且多为饱和脂肪酸，即便是瘦肉中，脂肪含量也不少。	特点	肌肉纤维细腻，脂肪含量较低，脂肪中不饱和脂肪酸含量较高。
动物脂肪可以提供能量，摄入过多会增加肥胖、心血管疾病及高胆固醇的危险。红肉摄入过多，患结肠癌、冠心病等慢性病的危险性增高。	作用	深海鱼类中富含EPA和DHA，有助于降低高血压和脑卒中的发病率，对预防血脂异常和心脑血管病有一定作用。适当吃白肉可以降低慢性病的危险性。

 少量食用

适量食用

吃高胆固醇食物悠着点

胆固醇分为高密度脂蛋白胆固醇（HDL-C）和低密度脂蛋白胆固醇（LDL-C）两种，前者有助于清除细胞中的胆固醇，对心血管有保护作用，通常称之为"好胆固醇"；后者会沉积在动脉壁上，形成粥样斑块、血栓等，增加脑卒中、心肌梗死、冠心病的可能性，通常称之为"坏胆固醇"。

胆固醇偏高会导致动脉粥样硬化，加重高血压的病情，更容易引起脑卒中等意外，让患者处于高度危险之中。所以，高血压患者要预防胆固醇的升高，特别是低密度脂蛋白胆固醇的升高。临床研究结果已经表明，控制血压的同时降低"坏胆固醇"，与单纯控制血压相比，可以使脑卒中和冠心病的可能性进一步降低。

胆固醇广泛存在于动物性食物，但是不同的动物以及动物的不同部位，胆固醇的含量很不一致。一般而言，畜肉的胆固醇含量高于禽肉，肥肉高于瘦肉，贝壳类和软体类高于一般鱼类，而蛋黄、鱼子、动物内脏的胆固醇含量则最高。

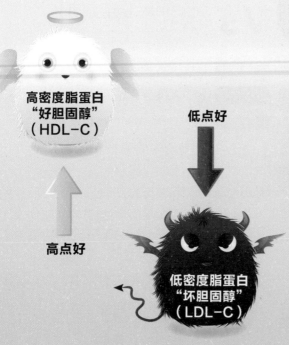

高密度脂蛋白
"好胆固醇"
（HDL-C）

高点好

低点好

低密度脂蛋白
"坏胆固醇"
（LDL-C）

这本书能让你稳定血压

高胆固醇食物（每100克食物中胆固醇含量为200毫克以上的食物，动物脑等甚至高达1500毫克），尽量不吃。

- **动物脑：** 如猪脑胆固醇含量最高，其次为牛脑、羊脑。
- **动物内脏：** 如猪、牛、羊、鸡、鸭等的心、肝、肾（即腰子）、肺、胃、肠，均含有较多的胆固醇。
- **蛋黄：** 鸡蛋、鸭蛋、鹅蛋、鹌鹑蛋、松花蛋等蛋类食物中含有大量胆固醇，且主要集中在蛋黄中。高血压患者每星期吃蛋以3~4个为宜，不要吃太多，尤其应尽量少吃蛋黄。
- **贝壳类：** 如鲜贝、赤贝、牡蛎、扇贝、鲍鱼、蛤蜊、螺类等通常含有较多胆固醇。
- **鱼虾类：** 各种鱼卵、鱼子酱、蟹黄、墨鱼、鱿鱼、虾米、虾皮等均含有大量的胆固醇，虾头也是胆固醇较集中的地方，不宜多吃。
- **动物油：** 奶油、黄油、羊油、猪油、牛油等动物油脂中胆固醇高，以这些动物油制作的奶油蛋糕、冰淇淋、酥皮点心等食物也要小心。

中胆固醇食物（每100克食物中胆固醇含量为100～200毫克的食物），可少量食用。

如草鱼、鲫鱼、鲢鱼、黄鳝、河鳗、甲鱼、蟹肉、猪排、鸡肉等。

低胆固醇食物（每100克食物中胆固醇含量低于100毫克的食物），适合高血压患者食用。

- **植物性食物：** 普遍不含胆固醇，如豆类、谷类、蔬菜、水果，可以放心食用。
- **动物性食物中的低胆固醇种类：** 瘦肉（猪、牛、羊）、去皮的鸡肉和鸭肉、兔肉、黄鱼、带鱼、鲤鱼、鳗鱼、鲳鱼、鳝鱼、海蜇皮、海参、牛奶等。

动物油、植物油，选哪个好

不论用哪种油，每天烹调油用量不应超过25~30克。

现代人都知道饮食油腻的害处，往往"谈油色变"。对于高血压患者，"口味清淡、不油腻"也是饮食的戒律之一。那么，具体在选油上有什么讲究呢？

	动物油	植物油
品种	奶油、黄油、羊油、猪油、牛油等	花生油、豆油、菜籽油、玉米油、麻油、橄榄油、调和油等
成分及作用	主要含饱和脂肪酸，容易热量过剩，加重肥胖及心血管疾病	含有大量的不饱和脂肪酸，有助于降血压，预防动脉粥样硬化，保护心血管健康
	含胆固醇较多，易加剧动脉粥样硬化、高脂血症及血栓形成	不含胆固醇，而含豆固醇、谷固醇等植物固醇（植物固醇不但不能被人体吸收，而且还能阻止人体吸收胆固醇，促进胆固醇代谢）
	富含维生素A和维生素D（和人的生长发育密切相关）	富含维生素E和维生素K（和血液、生殖系统的功能密切相关）

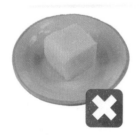

对于一般健康人群来说，可以选择轮换食用。而对于中老年人以及高血压患者来说，植物油是针对高血压、动脉粥样硬化和冠心病的降压油、康复油，应注意多用植物油，少选动物油，以维持血压的稳定，防止动脉粥样硬化的逐渐加重及并发症的发生。

贴心提示

减少"吃油"的烹调法

凉拌生菜：用植物油凉拌蔬菜是健康的吃法。

多水煮，少油炸：油在高温下易生成有害物质，且一些食物非常吸油，煎炸后会不知不觉油超标，如炸土豆、炸馒头、炸油条、炸茄子等。

少用沙拉酱：沙拉酱、蛋黄酱中含有大量黄油，胆固醇易超标，对健康不利。

这本书能让你稳定血压

控制好进食的节奏

对于中老年人，如果血压高，或兼有糖尿病、心脏病，"吃饭只吃八分饱"是应该遵循的黄金定律。

高血压患者往往是性格比较"急"的人，吃饭一急就容易吃得多，呼噜呼噜全进肚，等感觉到肚子饱了，其实已经吃撑了。短时间内吃得过多、过快、过饱，不仅消化系统不堪重负，还会使血压、血糖飙升，心脏负担加重，严重的甚至会引起突发性的心肌缺血而发生心肌梗死，危及生命。

到底怎样才算吃到八分饱呢？一般是感觉到饱，但还可以吃得下，不过再吃就觉得撑了。一般人的胃在已经七分饱的时候会给大脑发停止进食的信号，但是需要20分钟，在发信号的过程中，你又继续吃了很多食物，肯定就过度了。所以，放慢进食速度、稍有饱感就放下碗筷，才是刚刚好。

贴心提示

怎样控制好"八分饱"的状态

定量进食：根据自己的身体需求，把搭配好营养和热量的饭菜分成份，每顿按份食用，吃完就不再添加，这样可以控制进食量。切忌面对一桌子美食，这太考验意志了，很难不吃到十二分饱。

细嚼慢咽：每一口食物都要经过充分咀嚼再咽下，有人说要嚼30下，无需这么夸张和教条，记得多嚼一会儿就可以了。这样可以减轻胃肠负担，也能给大脑留出接收"吃饱信号"的时间。

用左手使筷子：用平时不太灵活的左手使筷子，目的就是为了减缓搛菜的速度，放慢吃饭时间，让食物摄入少一些。当然，如果是左撇子，不妨改用右手，总之，增加些难度就对了。

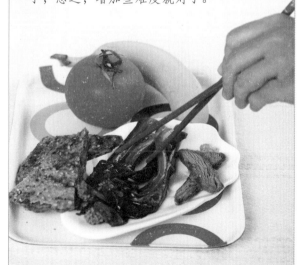

为什么补钙有利于稳压

钙的多种作用

人体中的钙除了影响骨骼和牙齿的生长发育外，血液中的钙离子还能降低毛细血管及细胞膜的通透性，降低神经肌肉的兴奋性，参与肌肉收缩、细胞分泌及凝血过程，因此，能防止血管的紧张性收缩，有助于改善血管的弹性。

研究发现，人体缺钙也是引起高血压的因素，而在饮食中增加钙的摄入量，可以降低高血压的发生率。尤其对于高血压患者，服药的同时适当补钙，能提高治疗效果。

由于人到中老年之后，钙流失加剧是一个普遍现象，所以，适当补钙，不仅有助于平稳血压，还是防治骨质疏松和腰腿痛的良方。钙的作用这么多，中老年人，尤其是患有高血压等慢性病者更要把补钙重视起来。

食补胜药补

一提到补钙，不少人首先想到的是钙剂、钙片，当然，对于缺钙严重者，这是见效快的方法，但对于一般缺钙不太严重的人群来说，食补胜药补，还是以饮食补钙为主。

钙虽然有诸多好处，但也不是多多益善，人体如果摄入过量的钙，有可能导致前列腺癌、结石等。钙与人体许多代谢机制密切相关，通过食补一般不会过量，比较安全。但如果要服用钙剂的话，最好先去医院对身体进行检查，确定缺钙程度，然后在医生的指导下选择补钙制剂，不建议盲目补钙。

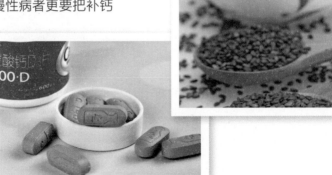

高钙食物看过来

牛奶及酸奶、奶酪、奶片等奶制品： 乳类和乳制品的含钙量高，是钙的最佳食物来源。每天可以喝一杯250毫升的牛奶，容易腹胀或便秘者可多选择酸奶。

黄豆及豆腐、豆浆、豆干等豆制品： 如果不太喜欢牛奶及奶制品，或乳糖不耐受，吃豆腐、喝豆浆也是不错的补钙法。不过，豆类食物的含钙量和吸收率普遍要低于牛奶及奶制品，补钙效果稍差些。

动物食品： 瘦肉（牛肉最佳）、骨头、动物内脏、虾仁、虾皮、海参、蟹、牡蛎、鱼、鸡蛋等也含有较多的钙，但考虑到胆固醇问题，这类食物并不适合高血压患者多吃。

其他高钙食物： 芝麻、开心果、蘑菇、紫菜、木耳等食物也是很好的补钙品。尤其是黑芝麻，对老年人降压、通便、润肤、抗衰老都有好处。

贴心提示

- 最好选择原味纯牛奶及其制品，不要选择添加各种果味的奶制品，以免摄入太多添加剂。奶茶、奶精、含乳饮料等和真正的牛奶没有多少关系，起不到补钙作用。
- 饮食中少加味精，以免影响钙的吸收。
- 每天喝3杯以上的咖啡和浓茶也会加速体内钙的流失，应尽量避免。

维生素D不可少

要想补钙效果好，在食补的同时，还要多到户外活动，阳光充足时要多晒太阳，以促进机体合成维生素D，有利于钙的吸收和利用。维生素D很难从食物中直接获取，只有鱼肝油、蘑菇中有一定的含量，而最简单的就是通过晒太阳来自身合成。所以，在条件允许的情况下，每天进行1小时的日光浴是非常必要的。

水果与蔬菜是稳压的好帮手

　　水果、蔬菜类食物一般富含水分，还有钾、钙、镁等矿物质和多种维生素，且具有低钠、低脂肪、低胆固醇、高膳食纤维的特点。轻度高血压患者多吃水果、蔬菜，就能把血压稳下来；而高血压较重者，多吃水果、蔬菜，也能有助于控制病情发展，避免各种并发症及高血压危象的发生。

稳压水果大清单

香蕉
高钾食物。可润肠通便、降压除烦，心情易烦躁的高血压患者可适当食用。

柚子
高钾食物。有一定的降压作用，并能降低血液黏稠度，减少血栓形成，对脑血栓、脑卒中等有预防作用。

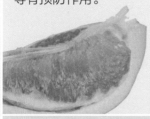

苹果
生津止渴，清热除烦，改善便秘，降低血压及胆固醇，并能缓解抑郁，平稳情绪，宁神安眠。

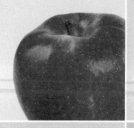

梨
通利大小便，降低血压，缓解热咳痰多、口渴烦热等症。

西瓜
清热除烦，生津解渴，利尿降压。脾胃虚寒者不宜食用。

柑、橘、橙
生津止渴，和胃健脾，宽胸降气，通络化痰，有利于防治高血压。

桑葚
滋阴补血，润肠燥，可缓解老年高血压所致头晕目眩、耳鸣心悸、烦躁失眠等症状。

山楂
可扩张和软化血管，有强心作用，能降低血压和胆固醇，防治心血管疾病。

猕猴桃
除烦止渴，降低血脂、胆固醇，预防动脉粥样硬化。

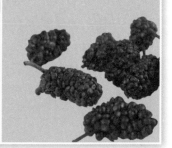

稳压蔬菜大清单

芹菜

平肝清热，镇静安神，利尿消肿，降压作用明显，有助于缓解高血压头痛、头晕、燥热烦渴、失眠等症。

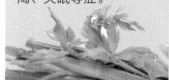

荠菜

凉血止血，利尿除湿，降压降脂，最宜肝阳上亢型高血压。

莼菜

清热利水，消肿解毒，有助于高血压、痈肿疔疮、胃热呕吐等病症的治疗。

芦笋

清热利尿，促进代谢，提高免疫力，保护心血管。

苋菜

清热除湿，凉血止血，降血压，降血脂和胆固醇，防治肥胖。

菠菜

止渴润燥，下气调中，可平稳血压，缓解头痛目眩、风火赤眼、便秘等症。

马兰头

清热利湿，解毒消肿，可用于流鼻血等热性出血及肿痛。

大白菜

益胃生津，清热解毒，利尿通便，除烦。

胡萝卜

健脾消食，补肝明目，有助改善便秘、稳定血压。

白萝卜

清热生津，凉血止血，下气宽中，消食化滞，有一定降压作用。

牛蒡

高纤维食物。降压，降脂，并能清热解毒，通便减肥，消肿止痛。

冬瓜

高钾低钠食物。利水消肿，化痰止渴，降压，降脂，降糖。

黄瓜

清热利水，生津止渴，减肥降压，消肿解毒，去心火。

南瓜

润肺益气，化痰排脓，通便利尿，调节代谢功能，降压，降脂，降糖。

莴笋

高钾低钠食物。清热利尿，对高血压、水肿、心脏病有一定食疗作用。

荸荠

解毒利尿，降压降糖，可缓解便秘、烦热口渴、咽喉或眼睛肿痛等症。

海带

清热解毒，软坚散结，防治甲状腺肿大、高血压、高脂血症、动脉硬化等。

洋葱

消减胆固醇，降低血液黏稠度，降压降脂，软化血管效果好。

番茄

生津止渴，消食解毒，清热凉血，保护心血管，稳定血压。

黑木耳

通便排毒，降低血压和血脂，清除胆固醇，保护血管弹性。

不要小瞧了喝水的学问

一日三餐膳食中补充的水

体内营养物质代谢产生的水

300毫升

1000毫升

1200毫升

靠饮水补充的水

喝多少水才合适

《中国居民膳食指南》中说，正常情况下，一个健康成年人每天需要大约2500毫升的水才能维持机体的正常生理功能。其中，包括一日三餐膳食中补充的水分（约1000毫升）、靠饮水补充的水分（约1200毫升）和体内营养物质代谢产生的水（约300毫升）。所以，一个在温和条件下生活的轻体力劳动的成年人，每日最少摄入水1200毫升（约6杯）。

高血压患者要适当多喝些水，即每天喝1200~1600毫升（6~8

杯），以达到稀释黏稠血液、预防血栓、脑卒中等心血管意外的作用。

喝水过多或过少都不好。水分摄入过少，会导致血容量不足，血液黏稠度增高，容易诱发脑血栓的形成。但喝水也不是越多越好。喝水过多，容易增大血容量，加重心脏、肾脏的负担，反而使血压升高。

同时，血液中的水分还会快速进入体细胞，如果过多的水分进入了脑细胞，会使细胞膨胀、颅内压增高、器官功能受损，病人会出现头晕、恶心、呕吐等症状，即发生"水中毒"。所以，患有高血压以及心脏病、肾脏病或各种水肿者，都不宜饮水过多或一次性大量饮水，以免病情加重。

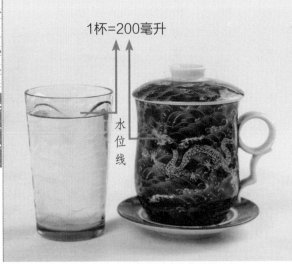

1杯=200毫升

水位线

怎么喝最健康

1 每次喝水不要太多

喝水采取少量多次的方法，每次不超过200毫升。切忌暴饮，以避免增加心脏负担。可每隔2小时喝一次水，不要等口渴了再喝。

2 水温不可过热或过凉

水温太热容易使消化道黏膜受损，并加快血液循环，加重心血管负担。太凉的水易使胃肠道血管受刺激而收缩，反射引起心脑血管收缩，造成心脑供血不足。夏季冷饮、含气饮料喝得太多，会发生血管痉挛，加大心血管危险。

3 多喝硬水，少喝软水

硬水是含有较多钙、镁离子的水，通常有自来水、矿泉水，适当补充有利于降血压。高血压患者不宜饮用纯净水、蒸锅水等一切"软水"。

每天健康饮水时间表（按每天8杯水计，不含三餐汤水）

上午 6:30

清晨起床后

空腹喝1杯温白开水

由于睡眠时的隐性出汗和尿液分泌，体内相对缺水，致使血液黏稠，危象高发。晨起一杯水，可使血液稀释，促进循环，对清晨通便也很有益。

上午 9:00、11:00

各喝1杯水

上午是精力旺盛、比较紧张、压力大的时候，且人体的代谢比较快。要保证上午有至少2杯水的摄入，有利于放松情绪、利尿排毒。

下午 2:00、4:00、6:00

各喝1杯水，共3杯

下午是疲劳时期，比较容易犯困，每隔2小时喝一次水非常有益。有午睡习惯的人在睡醒后要喝1杯水。

晚上 7:30

晚餐后半小时喝1杯水

此时喝水可促进消化，加快人体代谢。

晚上 9:30

晚上睡前1小时喝1杯水

睡前饮水很重要，有人担心会起夜，但不喝的话危险性更大。尤其是老年高血压患者，由于肾功能衰退，夜尿增多，更增加血液黏稠度，睡前饮水，甚至夜半补水，可大大降低血栓形成的危险。

到底适不适合喝咖啡

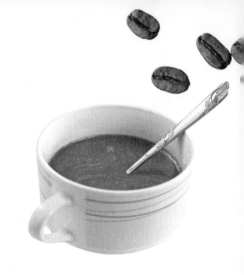

很多人由于工作比较紧张，又有头痛、疲乏、困倦的问题，很想通过喝杯咖啡来缓解一下。当然，对于一个血压正常的人完全没有问题，但对于一个血压偏高者，到底适不适合喝呢？

咖啡的主要成分是咖啡因，咖啡因可促进人体血液循环和新陈代谢，提高人体交感神经的兴奋性，使心率加快、血压升高、排尿增多。一般而言，单是咖啡因就能使血压上升5~15毫米汞柱，比如，原来血压是120/60毫米汞柱的人，在摄取咖啡因后，可能上升至135/75毫米汞柱。尤其是在情绪处于紧张状态时，咖啡因和紧张情绪会起到叠加的作用，而把血压推高到不利健康的程度。

所以，建议高血压患者要慎饮咖啡，高血压的危险人群尤其应避免在工作压力大的时候喝含咖啡因的饮品。在已经感到头痛的时候，如果这个头痛是由于血压高引起的，再喝咖啡就是雪上加霜，容易引起脑血管意外。

有些长年有喝咖啡习惯的人，以为他们对咖啡因已经免疫，事实并非如此，一项研究显示，喝一杯咖啡之后，血压升高的时间可长达12小时之久。

如果是老年人，喝咖啡可能还会加重骨质流失的问题。

但另一方面，也不必将咖啡妖魔化。如果只是轻度的高血压，在心境平和、血压平稳的时候，喝一杯咖啡并不会有危险。当然，每天喝咖啡的量最好控制在1杯以内，不要超过2杯。

贴心提示

喝咖啡时少放咖啡粉，多加纯牛奶（少用奶精），少加或不加糖，对健康比较有利。如果是三合一速溶咖啡，也可以加牛奶冲调，口感很好，还能弥补钙流失的弊端。

这本书能让你稳定血压

喝对茶是稳压捷径

茶是一种优质饮品，具有多种保健功能，对许多疾病有一定的预防和调理作用。高血压患者，尤其是肝火上亢者，每天适当喝茶，把它作为一种辅助治疗手段，对稳定血压、软化血管、清利头目、提神醒脑都有很好的效果。

这里的"茶"除指普通茶外，也包括"药茶"，即以一些中草药泡茶。其中可以有药和茶叶配合的情况，也有完全没有茶叶的，只是有与茶类似的冲泡方法，并代替茶每日多次饮用，即"代茶饮"。一些高血压轻症患者，只要喝对茶，就可以把血压控制在比较理想的范围，非常方便可行。

选择茶叶时，绿茶、红茶、乌龙茶、普洱茶等均可，但应注意不要泡得太浓，喝清茶、淡茶才好。浓茶中的咖啡因含量较高，可使心脏收缩加强，心率加快，增加心肌耗氧量，易出现心慌、胸闷、气短等情况。

选择药茶时，可选择苦丁茶、桑叶茶、菊花茶、荷叶茶、玉米须茶、罗布麻茶、葛根茶、山楂茶、杜仲茶、首乌茶、槐花茶、灵芝茶、绞股蓝茶、三七花茶、决明子茶、莲子心茶、桑葚枸杞茶等。

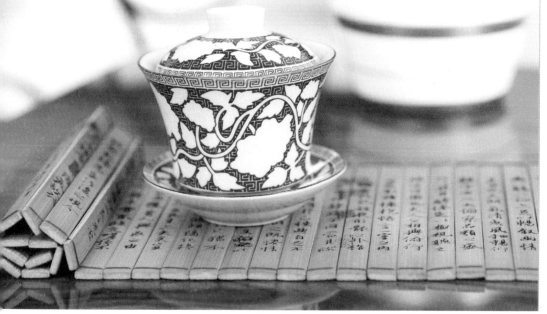

烟要戒，酒要限

抽烟有百害而无一利

　　吸烟是心血管病的重大危险因素之一。研究证明，吸一支烟后心率每分钟增加5~20次，收缩压增加10~25毫米汞柱。

　　烟内含有尼古丁、一氧化碳、焦油等有害物质：尼古丁会兴奋中枢神经和交感神经，使心率加快，血压升高；一氧化碳会使血液中氧气含量降低，并会增加胆固醇含量，影响血脂平衡，造成人体代谢障碍；焦油则是致癌的重要因素之一。

　　在这些有毒物质的联合作用下，除了呼吸系统受损外，心血管系统也会不堪重负，导致动脉粥样硬化的发生，进而引发冠心病、心绞痛或心肌梗死、脑卒中等的发作。可以说吸烟是有百害而无一利。

　　无论有无高血压，我们都提倡戒烟。如果已经是高血压患者，则必须戒烟，否则，很容易向恶性高血压的方向发展。

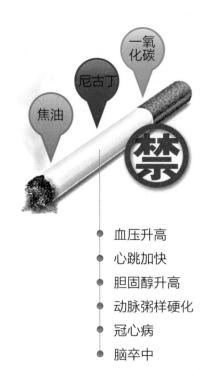

一氧化碳
尼古丁
焦油
禁

- 血压升高
- 心跳加快
- 胆固醇升高
- 动脉粥样硬化
- 冠心病
- 脑卒中

贴心提示

"二手烟"也不行！

　　长期处于"二手烟"的环境中，健康所受到的损害不亚于主动吸烟者，尤其是对女性、儿童、慢性病患者等有不可忽视的影响。所以，高血压患者及想预防高血压的人，为了您和家人的健康，请从现在开始，逐步减少吸烟，直到完全戒除。

这本书能让你稳定血压

严格限制饮酒

与吸烟相比，饮酒并不需要完全禁止，只是应该限量。少量饮酒对心血管有一定的益处，可扩张血管，活血行气，但大量饮酒、嗜酒无度则肯定有害，长期大量饮酒的话，高浓度的酒精会导致动脉硬化，加重高血压。研究表明，当每日酒精摄入量超过20克后，随着酒精摄入量的增加，收缩压和舒张压均有明显升高的趋势，而超过78克后，高血压、脑卒中的发病率为普通人的2~3倍。

饮烈性酒者血压比饮啤酒或葡萄酒者更高，当减少饮酒量或饮酒浓度改为低度酒时，已升高的血压会明显下降。在现实生活中，特别是每逢节假日，高血压患者与亲朋聚会，开怀畅饮，很容易发生脑卒中意外。经常饮酒还会影响降压药的疗效，使得血压不易控制。因此，对于高血压患者或有高血压家族史的人群来说，最好是少饮酒或不饮酒。如果本来就没有饮酒习惯的人，也不建议靠饮酒来调理身体。

控制饮酒量或戒酒是减少高血压发病的重要措施之一。轻度高血压患者每日酒精摄入量不应超过15克，中、重度高血压患者应严格限制饮酒。

每天15克的酒精，相当于以下饮酒量

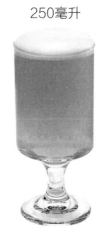

250毫升

酒精度6%的啤酒

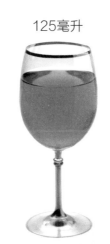

125毫升

酒精度12%的葡萄酒

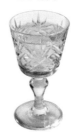

25毫升

烈性酒

对稳定血压有帮助的好食材

不是所有的食物都能稳定血压

俗话说"食物就是最好的医药"，尤其是对于高血压这种常见病、慢性病来说，通过日常饮食来调理，长期坚持，不仅方便省事，而且确实能起到一定的稳压效果。有不少轻症的高血压患者，只需在一日三餐中选择较多的"降压食材"，就能把血压稳定下来。但不是所有的食物都能稳定血压，让我们到菜市场转一圈儿，看看哪些食材有很好的稳压作用，怎么做、怎么吃才能达到最好的稳压效果！

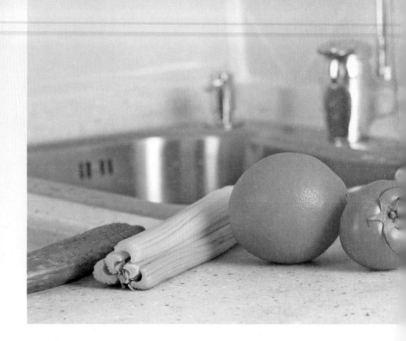

芹菜

芹菜是天然降压药，是高血压患者的首选食物。它有清热除烦、平肝利尿的功效，善于调治肝阳上亢引起的高血压、头痛、头晕、烦渴、水肿、便秘、失眠等，适合肥胖、饮食油腻、肝火过旺、易烦躁的高血压患者。

西芹炒百合

材料： 西芹200克，鲜百合30克。

调料： 盐、葱花各少许。

做法：

1 将西芹择洗干净，斜切成片；百合择成小片，洗净，焯水。

2 炒锅上火烧热，倒少许油，下葱花爆香，放入西芹炒熟，放百合、盐，炒匀即可。

此菜不仅有助于降低血压，还能安定心神，稳定烦躁不安的情绪，有利于睡眠。

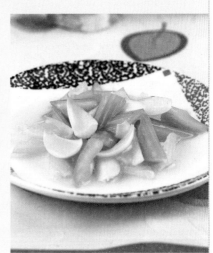

芹菜红枣汁

材料： 芹菜150克，红枣20克。

做法：

1 芹菜择洗干净，切段；红枣去核，入锅中，加适量水，煮25分钟，晾凉。

2 把芹菜、煮好的红枣及汤汁一起倒入果蔬加工机，充分搅打即可。

此饮品有一定的降压、安眠功效，可辅助治疗早期高血压，能缓解头痛、头晕、失眠等症，有助于稳定病情。

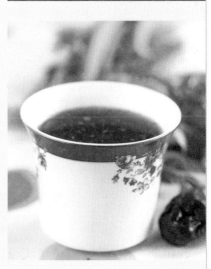

荠菜

荠菜具有清肝明目、利湿通淋、
降压止血等功效，并能降低甘油三酯含
量，对心血管有保护作用，适合高血压、高脂
血症、冠心病、糖尿病、肥胖、便秘者多食。荠菜对子宫有一定的
刺激作用，妊娠高血压患者慎食。

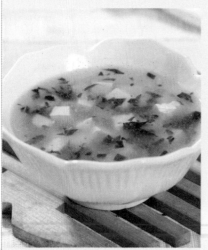

荠菜豆腐羹

材料：荠菜50克，豆腐100克。

调料：淀粉、香油各5克，盐少许。

做法：

1 荠菜洗净，切碎；豆腐切丁。

2 煮锅中放入豆腐丁，加适量水，煮5分钟，倒入
  荠菜末，调入盐，加淀粉勾芡，淋香油即成。

    春三月，血压最容易剧烈波动，高血压患
者可适量食用一些鲜嫩的荠菜来调养。

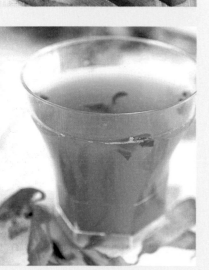

荠菜饮

材料：荠菜50克，蜂蜜5克。

做法：

荠菜择洗干净，焯熟，切碎，放入果蔬加工
机，加适量水，搅打成汁，倒入杯中，加蜂蜜
搅匀即可。

    此饮有助于降血压，缓解肝阳上亢引起
的头晕目眩，并可预防因血压偏高引起的脑卒
中、眼底出血、鼻出血、牙龈出血等各种出血
倾向。

菠菜

菠菜富含维生素、矿物质、纤维素及多种生物活性物质，是营养价值很高的健康蔬菜。菠菜有生津止渴、清肝明目、通利胃肠等功效，常用于高血压所致的头痛、目眩、烦热口渴、便秘等症，对高血压兼糖尿病患者特别有益。

菠菜拌胡萝卜

材料：菠菜 150 克，胡萝卜 50 克，熟芝麻少许。

调料：豉汁、香油各 15 克。

做法：

1 将菠菜择洗干净，焯熟；胡萝卜切丝。

2 将菠菜、胡萝卜丝装盘，倒入豉汁、香油拌匀，撒上熟芝麻即可。

此菜能降压明目、润肠通便，有助于预防高血压引起的眼疾。

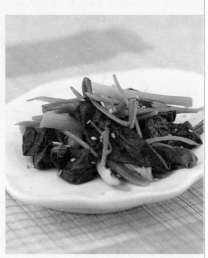

芹菜菠菜汁

材料：芹菜、菠菜各100克。

做法：

1 芹菜、菠菜分别择洗干净，焯熟，切碎。

2 将食材都放入果蔬加工机，加适量水，搅打成汁即可。

烹饪中需要注意，不要用生菠菜榨汁，一定要焯熟，以去除其中的草酸。

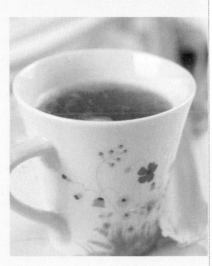

白萝卜

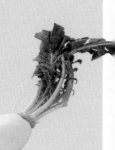

　　白萝卜具有下气宽中、开胃健脾、顺气化痰的功效，对于代谢综合征具有良好的调理作用，适合高血压、高脂血症、糖尿病、肥胖、便秘者食用。俗话说"萝卜白菜保平安"，这话对高血压患者尤为适用。

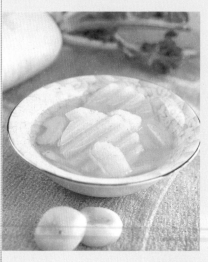

萝卜荸荠汤

材料： 白萝卜、荸荠各100克。

调料： 冰糖适量。

做法：

将白萝卜、荸荠分别洗净，去皮，切片，倒入锅中，加适量水，小火煮20分钟，放入冰糖，略煮即可。

　　白萝卜、荸荠这两种食材都有防治高血压的功效，一起做汤饮用，效果更佳。

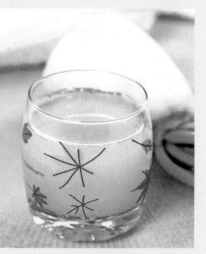

萝卜白菜蜂蜜饮

材料： 白萝卜、大白菜各150克。

调料： 蜂蜜20克。

做法：

1 白萝卜洗净，切片；大白菜洗净，切成块。

2 煮锅中加适量水烧开，倒入白萝卜和大白菜，煮15分钟，滤出汤汁，加蜂蜜调味，晾温饮用。

　　本饮品具有润燥通便的作用，也常用于防治动脉粥样硬化。

这本书能让你稳定血压

芦笋

芦笋是低糖、低脂、高纤维、高维生素的健康食品，有清热利尿、润肺祛痰的作用，并具有调节机体代谢、提高免疫力的功效，对高血压、冠心病、动脉粥样硬化、水肿、膀胱炎等疾病的防治有积极作用。

芦笋含嘌呤较高，痛风患者不宜多食。

芦笋口蘑汤

材料：芦笋、口蘑各150克，番茄50克。

调料：酱油、香油各5克，盐、葱花各少许。

做法：

1 将各材料洗净，芦笋切段，口蘑和番茄切片。

2 锅中倒油烧热，煸香葱花，加酱油和适量水，放入各材料煮10分钟，放盐、香油调味即可。

此汤有一定的降压、降脂效果，是一款营养美味的健康素食汤。

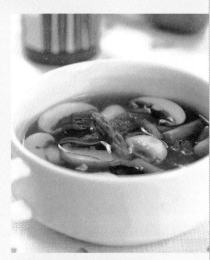

白灼芦笋

材料：芦笋300克，葱花少许。

调料：豉油20克，食用油适量。

做法：

芦笋洗净，焯水后码盘，淋上豉油，撒上葱花，浇上热油即可。

此菜口味清淡爽脆，有助于降压，适合高血压患者食用。

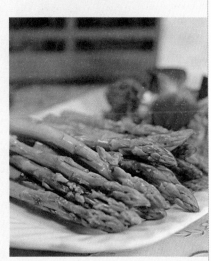

香菇

香菇是"山珍"的代表品种，是高蛋白、低脂肪、高维生素的营养保健食品，对降血压、降血脂、降胆固醇等有一定作用，可预防动脉粥样硬化、肝硬化等疾病，并能提高人体免疫力，在抗癌、抗衰老等方面也有积极作用。香菇嘌呤含量较高，痛风患者不宜多食。

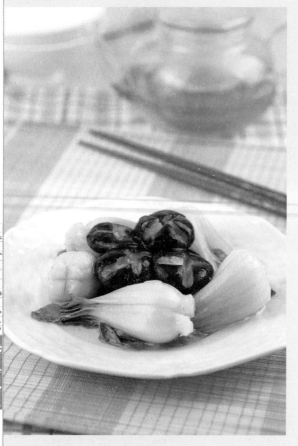

香菇油菜

材料： 水发香菇50克，油菜150克。

调料： 盐、水淀粉各适量，葱花少许。

做法：

1 将香菇去蒂，洗净，在顶部切十字刀；油菜择去老叶，洗净，在根部切十字刀，二者分别氽烫备用。

2 锅中倒入油烧热，煸香葱花，倒入香菇，加少量水，加盖，改小火烧5分钟，放入油菜，大火快速翻炒，加盐调味，勾芡即可。

此菜不仅有降血压的作用，还可起到降低胆固醇、软化血管、抗癌、抗衰老等效果。

这本书能让你稳定血压

木耳

木耳被称为"菌中之冠""人体清道夫"。它不仅富含维生素和矿物质，而且具有良好的清肠排毒、净化血液的功能，对降血压、降血脂、降血糖、预防血管硬化和冠心病十分有帮助，是心血管的保护神。

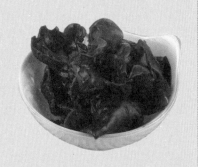

凉拌木耳

材料：水发黑木耳150克，红椒适量。

调料：生抽、米醋、辣椒油各10克。

做法：

1 水发黑木耳择成小朵，洗净，焯水后投入凉开水浸泡，沥水，装盘。

2 红椒洗净切丝，装盘，放入辣椒油、米醋、生抽，拌匀即可食用。

此菜降血压，抗血栓，有软化和通畅血管的功效。

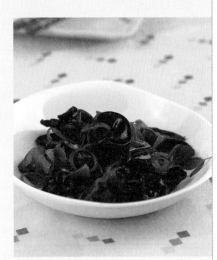

木耳豆腐汤

材料：豆腐 200 克，水发木耳 50 克，鸡汤适量。

调料：香油、姜丝各 5 克，生抽、香葱末各适量。

做法：

1 豆腐切厚片；木耳择洗干净。

2 锅中倒入鸡汤和适量水烧开，放入豆腐、木耳、姜丝同炖，熟后加生抽、香油，撒上香葱末即成。

木耳、豆腐都是降压、降脂的天然良药，一起食用，能让心血管更健康。

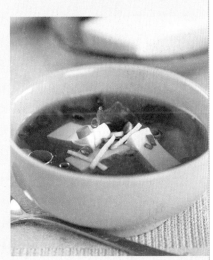

银耳

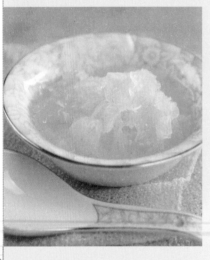

银耳也叫白木耳、雪耳，是一味滋补佳品，特点是润而不腻，具有补脾开胃、益气清肠、养阴润燥的功效，尤其适合阴虚火旺、免疫力低下者食用，对阴虚阳亢型高血压、血管硬化、眼底出血、肺热燥咳、虚热口渴等有一定的防治作用。

冰糖银耳羹

材料： 银耳10克。

调料： 冰糖15克。

做法：

1 将银耳用温水泡发，择去蒂头，撕成小片，洗净。

2 锅中放入银耳，加适量水，烧开，改小火煮1小时，放冰糖，煮至汤汁浓稠、银耳软烂即成。

　　适合阴虚阳亢型的高血压、动脉粥样硬化者常食，并可预防高血压眼底出血。

银耳莲子汤

材料： 水发银耳50克，莲子15克。

调料： 冰糖适量。

做法：

1 将莲子洗净；银耳择成小朵，洗净。

2 煮锅中放入莲子和适量水，小火煮30分钟，倒入银耳、冰糖，续煮40分钟，至莲子软烂、汤汁浓稠即成。

　　莲子养心安神，搭配银耳的滋阴润燥，可改善高血压所致的烦躁不安、失眠、咽干口燥等症。

这本书能让你稳定血压

豆腐

豆腐由黄豆等制作而成，具有高蛋白、低脂肪的特点，有生津润燥、清热解毒的作用，对降血压、降血脂、预防动脉粥样硬化有一定帮助，对防治心血管疾病、抗衰老也有良好作用。

海带炖豆腐

材料： 海带100克，豆腐300克。
调料： 料酒15克，葱段、姜、红烧汁各10克，白糖5克，盐适量。
做法：

1 将豆腐切块；海带洗净，切片。
2 锅中倒油烧热，下葱段、姜片炒香，放入豆腐、海带和适量水，加料酒、红烧汁、白糖，小火炖20分钟，拣出葱段、姜片，放盐，大火收汁即可出锅。

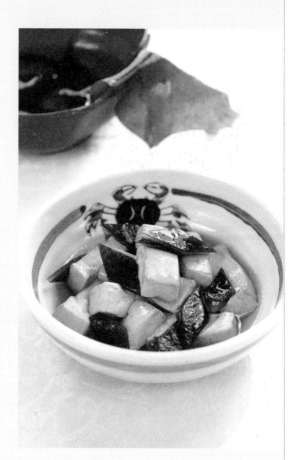

海带和豆腐都是降血压、降胆固醇的食材，一起食用，口味好，保健效果也特别棒。尤其是早期高血压患者以及兼有高脂血症、动脉粥样硬化、便秘、肥胖者，均宜常食。

61

海带

　　海带是矿物质的宝库，其所含丰富的碘、钙、钾等均有利于人体降血压和降胆固醇，从而起到预防心血管病的作用，此外，海带还有通便排毒、调节免疫、抗凝血、抗氧化等多种功效。

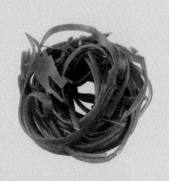

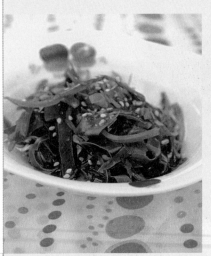

芝麻拌海带

材料： 熟芝麻10克，海带50克。

调料： 生抽、米醋各10克，香油5克，盐、胡椒粉各适量。

做法：

将海带泡发，洗净，切丝，焯熟后装盘，放入各调料拌匀，撒上芝麻即成。

　　此菜适合高血压、高脂血症兼有便秘的患者食用。

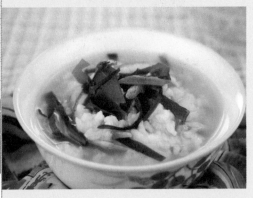

海带陈皮粥

材料： 海带50克，陈皮15克，粳米100克。

调料： 盐适量。

做法：

1 将粳米淘洗干净；海带洗净，切丝。

2 煮锅中加适量水烧开，放入各材料，改小火煮30分钟，至粥稠，放入盐即可。

　　此粥降压、理气，对血压高、气滞胸闷、情绪不佳、大便不畅者有一定疗效。

荸荠

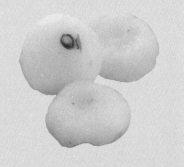

　　荸荠也叫马蹄，具有清热凉血、生津止渴、利尿祛痰的功效，在降血压、降血糖、防感染等方面都有一定效果，尤其适合高血压兼有糖尿病、便秘、咽喉肿痛、眼睛红肿、痰热咳嗽的患者食用。

雪羹汤

材料：荸荠100克，海蜇丝50克，香葱末少许。

调料：香油5克，盐少许。

做法：

1 将荸荠洗净，去皮，切片；海蜇丝洗净。

2 煮锅中加适量水烧开，放入荸荠片，小火煮10分钟，倒入海蜇丝，煮沸后加入香葱末和调料即可。

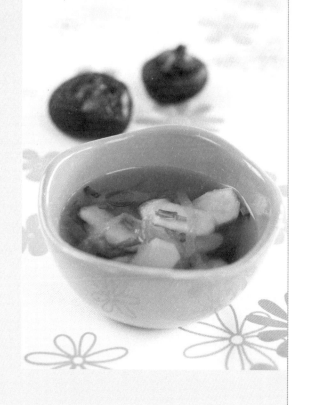

　　"雪羹汤"即海蜇马蹄汤，是一个古方，能清热化痰，常用于阴虚阳亢型高血压引起的头昏、头胀，以及热邪所致的口燥咽干、大便秘结、肺热咳嗽、痰浓黄稠等病症。此汤可长期服用，安全有效，对早期高血压患者更为适宜。脾胃虚寒者忌用。

柚子

柚子是高钾水果，具有止咳平喘、清热化痰、健脾消食、解酒除烦等功效，可降低血液的黏稠度，减少血栓形成，经常食用，对高血压、糖尿病、血管硬化等有一定的食疗作用，并能有效预防脑血栓、脑卒中等。尤其适合未服降压药的轻度高血压或由于紧张、焦虑等引起的一过性高血压者。

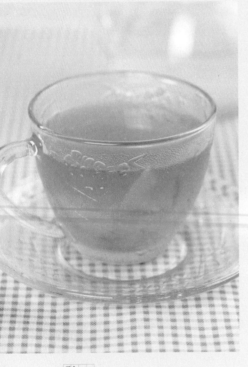

柚子蜂蜜茶

材料：带皮柚子100克。

调料：蜂蜜、冰糖各15克。

做法：

1 剥取柚子外皮，洗净，切成丝；取出柚子肉搓散。

2 锅中放入适量水烧开，放入柚子皮和冰糖，小火煮20分钟，再放入柚子肉略煮，倒入杯中晾至温热时调入蜂蜜，搅匀即成。

此茶能降低血压，软化血管，消除疲劳，舒缓紧张情绪，尤其适合体质偏燥热、容易紧张、经常便秘者饮用，也是未服用降压药的轻度高血压者的降压保健茶。

贴心提示

高血压患者在服用降压药期间要少喝柚子汁。因为柚子汁中的柚皮素成分会影响肝脏中某种酶的功能，而这种酶与降压药的代谢有关，会使血液中的药物浓度过高，可能造成血压骤降的危险。此外，服用降血脂药和抗过敏药期间，也不宜多吃柚子，以免产生不良反应。

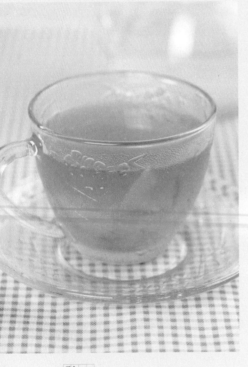

这本书能让你稳定血压

香蕉

香蕉是高钾食物的代表，钾可促进人体将多余的钠离子排出体外，从而达到降低血压、控制体内水分平衡的效果。香蕉还有清热解毒、利尿消肿、润肠通便、稳定情绪的作用，非常适合高血压兼有便秘、情绪烦躁者食用。脾胃虚寒者可加热后再食用。

燕麦香蕉饮

材料： 香蕉100克，燕麦片30克。

做法：

1 香蕉去皮，切块；燕麦片入煮锅，加适量水煮熟，晾凉。

2 二者同入果蔬加工机，搅打成稀糊即可。

香蕉是降血压的高钾食物，而燕麦降血脂的效果好，二者合用，可起到养护心血管的作用。

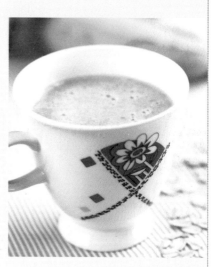

酸奶果盘

材料： 香蕉、猕猴桃、菠萝、苹果各100克。

调料： 原味酸奶150克。

做法：

1 将猕猴桃去皮，切成片；菠萝、香蕉分别去皮，切成块；苹果去皮、核，切成块。

2 将以上材料全放入碗中，加入酸奶，拌匀即可。

此果盘高钾、高钙、高纤维、高维生素，对心血管健康特别有利，不仅能降血压、助消化、通便，还能有效缓解抑郁、烦躁、焦虑等不良情绪。

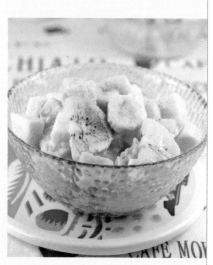

65

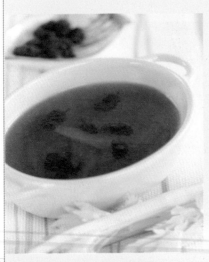

桑葚

　　桑葚是滋补肝肾、明目乌发、延缓衰老的保健食品。现代研究发现，它有分解脂肪、降低血脂、防治动脉粥样硬化、提高免疫力的作用，对治疗糖尿病、贫血、高血压、高脂血症、冠心病、神经衰弱等病症具有辅助功效，尤其对肝肾不足引起的高血压、头晕目眩、肠燥便秘、视网膜病变等有一定疗效。

桑葚芹菜汤

材料： 芹菜100克，鲜桑葚50克。

调料： 生抽15克，香油适量。

做法：

1 将芹菜择洗干净，切片；桑葚择洗干净。

2 锅中倒入适量水，大火烧开，放芹菜片、生抽，煮沸时放入桑葚，略煮后盛入碗中，淋香油即可。

　　此汤有助于控制早期轻度高血压患者的血压水平，并能缓解神经衰弱、失眠多梦、头昏眼花、便秘等症状。

桑葚枸杞饮

材料： 鲜桑葚100克，枸杞子10克。

做法：

1 鲜桑葚去蒂，洗净；枸杞子泡软。

2 同放入果蔬加工机，加适量水，搅打成汁即成。

　　本饮品滋补肝肾的作用强，适于肝肾阴虚型的高血压患者，并能抗衰老、益精明目、乌发健脑，是中老年人的保健佳品。

橘子

橘子开胃理气、化痰生津，现代研究发现，它富含多种生物活性物质和天然抗氧化剂，对于中、轻度高血压有良好的防治功效，并有一定的降胆固醇、抗动脉粥样硬化、预防心脑血管疾病的作用。除了可食用果肉外，橘皮制成的"陈皮"也有降血压的作用。

金橘醋饮

材料： 金橘500克，冰糖200克，米醋500毫升。

做法：

1 金橘清洗干净，沥干水分，用纸巾擦干表面水分。

2 取一个洁净干燥的玻璃罐，放入金橘、冰糖，倒入米醋，把罐口密封好，静置在阴凉处酿制3~4个月即成。

3 喝时取10毫升，兑10倍以上的水饮用。

　　除了能降血压、降血脂外，此饮还能疏解胸闷、气滞、胁痛、腹胀食积、心情不畅等症状。注意切勿空腹饮用，且应稀释10倍水后再饮。

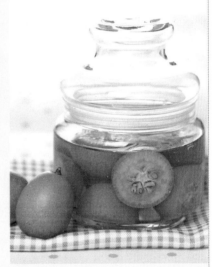

陈皮山楂饮

材料： 山楂干5克，陈皮5克。

调料： 冰糖适量。

做法：

将山楂干、陈皮、冰糖放入杯中，倒入开水，浸泡10分钟即可饮用，可多次冲泡。

　　此茶有降血压、降血脂、软化血管的作用。

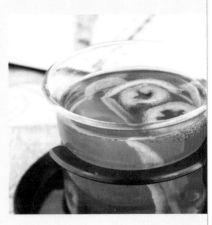

西瓜

西瓜是高钾水果，有清热祛暑、生津止渴、利小便、解酒毒等功效，可用于暑热烦渴、小便不利、咽喉疼痛、口腔发炎等症，有一定的降血压作用，并对高血压引起的烦躁等有缓解作用，是夏季的天然降压品。

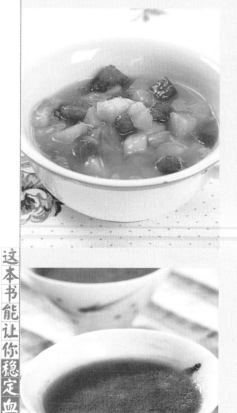

菠萝西瓜羹

材料： 菠萝肉、西瓜瓤各100克。

调料： 淀粉、冰糖各10克。

做法：

各材料分别切丁；煮锅中加适量水烧开，放冰糖煮化，倒入材料，勾芡即成。

此羹可作为夏季祛暑湿、降心火、除胃热的小甜品，可生津止渴，降低血压。

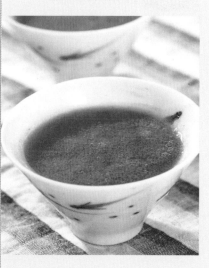

西瓜番茄汁

材料： 西瓜200克，番茄100克。

做法：

西瓜去皮、籽，切块，番茄也切块，都放入果蔬加工机，搅打成汁即可。

生番茄富含维生素C，可净化血液、保护心血管。搭配西瓜，能清热降压，促进人体代谢，尤其适合高血压患者的夏季调养。

这本书能让你稳定血压

苹果

苹果钾含量很高，有利于降血压，且常吃苹果可促进消化，调理肠胃，通便排毒，宁神安眠，消除抑郁心理，保护心血管健康，高血压、高脂血症、肥胖以及便秘、情绪不佳者均宜食用。

山楂苹果粥

材料： 粳米100克，鲜山楂30克，苹果70克。

调料： 白糖15克。

做法：

1 苹果去皮、核，切小丁；鲜山楂去核，洗净，切片；粳米淘洗干净。

2 锅中倒入粳米，加适量水，大火烧开，撇去浮沫，改小火煮至粥稠，放入苹果丁和山楂片，略煮即可，食用时放白糖调味。

苹果、山楂都有降血压、降血脂的作用，有高血压、高脂血症、动脉粥样硬化、冠心病的人群如果觉得生吃水果有些酸，不妨在平时的主食中加入苹果、山楂，有意想不到的保健效果。

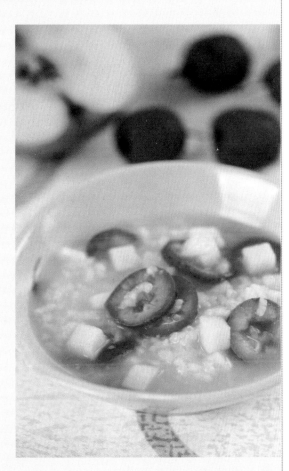

荞麦

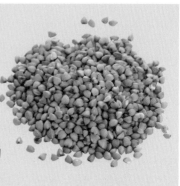

荞麦含有丰富的膳食纤维，所含铁、锰、镁、锌等微量元素也比一般谷物丰富，有明确的降血压作用，对高脂血症和高血糖也有一定的辅助治疗效果。荞麦吃多了不容易消化，应控制食量。

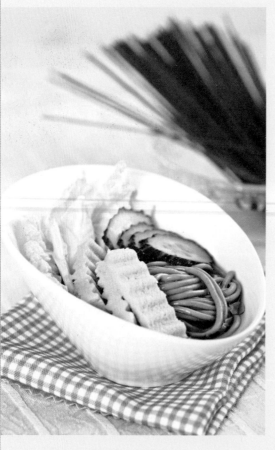

荞麦冷面

材料： 荞麦面条100克，豆腐干、白菜、黄瓜各50克。

调料： 生抽、米醋各15克，白糖、香油各10克，盐适量。

做法：

1 荞麦面条煮熟，然后投入冰水中，冷却后捞出，沥水，装碗中。

2 豆腐干切块；黄瓜切片；白菜切块，都码放在面条上。

3 取调汁碗，倒入适量冷开水，加入所有调料，搅拌均匀后浇在面条上即成。

荞麦面是粗粮的代表之一，有一定的降压作用，但不太容易消化，加些醋可以促进消化，并对软化血管有帮助。

绿豆

绿豆有清热解毒、利尿消肿的功效，常食
绿豆，对高血压、高脂血症、动脉粥样硬化、糖
尿病、肝炎、肾炎有较好的辅助治疗作用。尤其是在
暑热的夏季，喝些绿豆汤，对烦热口渴、头痛目赤、口舌生疮等有很好的
缓解作用。绿豆较寒凉，脾胃虚寒易腹泻者不宜食用。

绿豆汤

材料：绿豆100克。

调料：砂糖适量。

做法：

1 绿豆淘洗干净，放入煮锅中加适量水，大火煮开，改小火煮10分钟即成。

2 待绿豆汤晾凉，倒入杯中，加适量砂糖即可饮用。

绿豆汤不仅能祛暑湿，还能清热解毒，降压除烦，清利头目，是高血压患者夏季食疗的佳品。

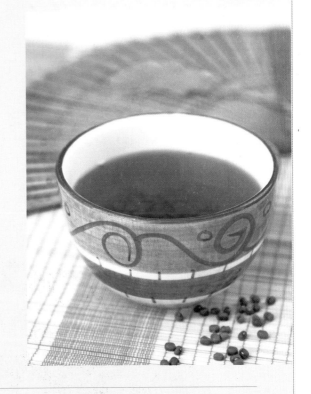

贴心提示

由于绿豆有一定的解药性，所以，最适合未服降压药的轻度高血压患者饮用。对于服用降压药者，无论是服中药还是西药，喝绿豆汤都要与吃药时间间隔半小时以上，且不宜饮用太多。

71

玉米

玉米具有健脾开胃、利尿通便、软化血管、防癌抗癌等功效，适于高血压、高脂血症、动脉粥样硬化、冠心病、肥胖、老年人习惯性便秘、慢性胆囊炎、脂肪肝等疾病的食疗保健。

芹菜玉米饼

材料： 面粉200克，芹菜叶150克，火腿肠50克。

调料： 盐适量。

做法：

1 将芹菜叶洗净，焯水，切碎；火腿肠切丝。

2 取和面盆，放入各种材料、盐和适量水，和成菜糊。

3 饼铛上火烧热，刷少许油，改小火，用大勺取菜糊摊在铛上，烙熟即可。

芹菜、玉米都有降压作用。高血压患者可以把此饼当作主食吃，对降血压、保护心血管、通利肠胃都很有好处。

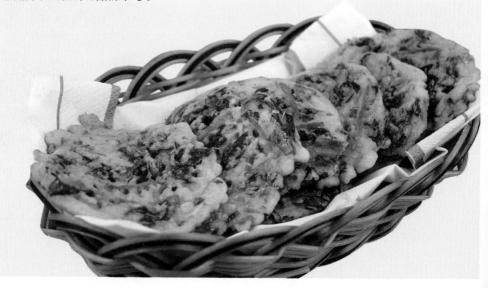

黑芝麻

　　黑芝麻是高钾、高钙、低钠食物，其所含油脂多为不饱和脂肪酸，对心血管健康有益，且有补肝肾、益精血、润肠燥的功效，对老年肝肾不足所致的高血压兼有便秘者特别有效，也是延缓衰老、乌发明目、强健骨骼的天然良药。

黑芝麻糊

材料： 黑芝麻20克。

调料： 淀粉10克，白糖5克。

做法：

1 黑芝麻炒熟，研成粉。

2 煮锅中放入黑芝麻粉、白糖，加适量水搅匀，小火煮沸，勾芡成糊状即成。

　　本品滋阴润燥，健脑明目，润肠通便，适合高血压兼便秘者食用。

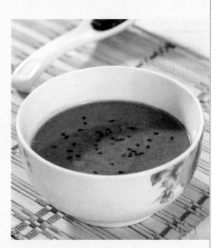

芹菜杏仁拌芝麻

材料： 芹菜200克，杏仁15克，熟黑芝麻5克。

调料： 米醋、生抽各10克，香油5克。

做法：

1 将芹菜择洗干净，切成大段，焯熟，晾凉后装盘；杏仁煮熟后摆在芹菜上。

2 将米醋、生抽调成汁，浇在芹菜、杏仁上，淋香油，撒上熟黑芝麻即可。

　　芹菜降血压效果很好，杏仁和黑芝麻有润肠通便的作用。三者合用，不仅能降压排毒，还能美容养颜。

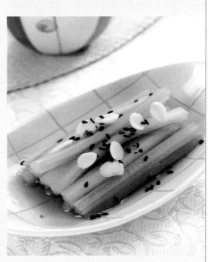

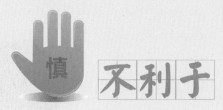

慎 不利于

稳定血压的食物

以下这些食物对高血压患者来说要特别小心，一定要控制摄入量，吃多了，血压容易坐上过山车哦！

热性食物

高血压患者中有不少为阴虚火旺、肝阳上亢型，属于该型的患者不宜吃热性食物，以免加重病情。

热性食物有：羊肉、狗肉、麻雀肉、鹌鹑肉、酒、辣椒等。

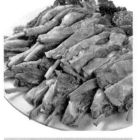
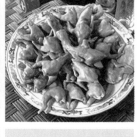
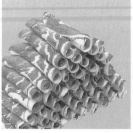
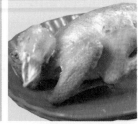
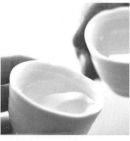
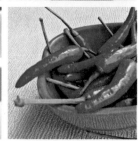

这本书能让你稳定血压

畜肉类、动物油类食物

畜肉和动物油含有较多的饱和脂肪酸，多吃对心血管健康不利。

此类食物有：猪肉、牛肉、羊肉、猪油、牛油、羊油、奶油等。

高胆固醇食物

高胆固醇食物会加重血管硬化程度，增加脑卒中危险。

此类食物有：动物脑以及肝、肾、心、胃、肠等内脏，还有鸡蛋黄、鱼子、鱼子酱、贝类、蟹黄、鱿鱼、虾头等。

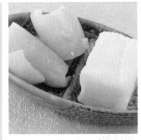
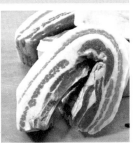
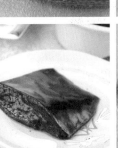
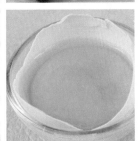
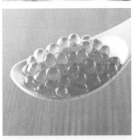
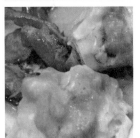
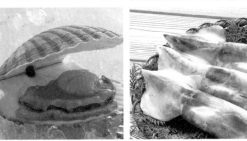
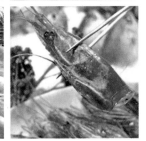

75

煎炸、腌腊类食物

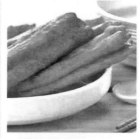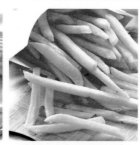

用油煎炸的食物吸油量很高，如油饼、油条、炸薯条、烤香肠等。而腌腊类食物在制作过程中，添加了大量的盐，对稳定血压不利。如腊肉、火腿肠、咸肉、熏肉、鱼干、熏鱼、咸鸭蛋等。

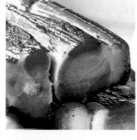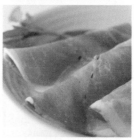

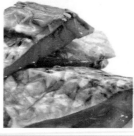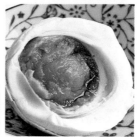

碳酸饮料、高糖饮料

果汁、可乐等各类包装饮料含糖量惊人，且很多是含气饮料，喝多了容易热量摄入超标，加重胀气，不利降压。

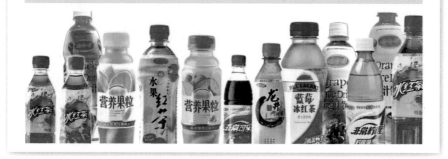

这本书能让你稳定血压

| 重口味食物 | 如辣椒酱、芥末、咖喱粉等调味料，咸菜、泡菜、酱菜、酱豆腐等小菜，以及鱼露、味精、方便面调料、豆酱、甜面酱、麻酱、番茄酱、沙拉酱等重口味调料。 |

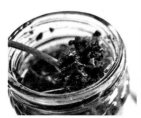
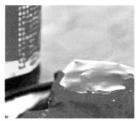
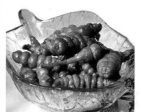

| 糕点、零食、罐头食品 | 奶油蛋糕、冰淇淋、酥皮点心、果脯、果干、饼干等小零食含盐、糖量都很高，不宜多吃。沙丁鱼罐头、水果罐头、午餐肉罐头等含油、盐、糖太多，尽量少吃。地瓜干、干豆子易胀气，也不宜多吃。 |

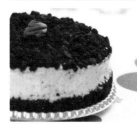
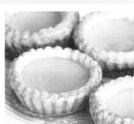
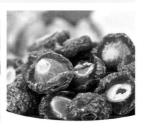
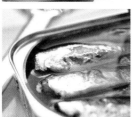
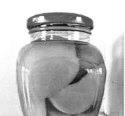
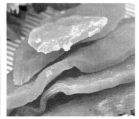

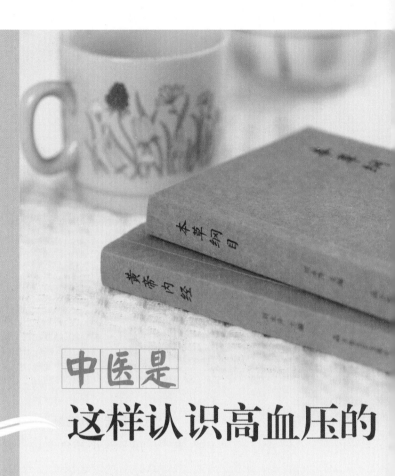

很老很管用的药膳良方

中医是

这样认识高血压的

　　中医本身并没有"高血压"这个说法，只有"头痛""眩晕""心悸""手麻""抽搐"等高血压所表现出来的常见症状。中医认为，即便是有相似的症状，也可能是由完全不同的原因引起的，所以，必须因人而异，辨证施治，而不只是把这个症状压下去，那只是治标不治本。因此，中医在治疗高血压时，绝不仅仅只针对高血压，一味地用降压药，而是要针对不同类型患者的情况，去调整全身和脏腑的状态，五脏、气血、阴阳和谐了，血压也就自然正常了。

高血压的中医分型

肝阳上亢型

常见症状：头胀痛、眩晕、耳鸣、心烦易怒、失眠多梦、口苦胁痛、面红目赤、便秘溺赤，每因情志刺激或精神紧张而头痛头晕发作或加重，舌红苔黄、脉弦。多见于中青年。

主要治法：平肝潜阳。

常用方剂：天麻钩藤饮、龙胆泻肝汤等。

药膳材料：天麻、罗布麻、菊花、桑叶、夏枯草、决明子等。

肝肾阴虚型

常见症状：眩晕、头痛、耳鸣、咽干、两目干涩、腰膝酸软、健忘失眠、舌红少苔、脉细数。多见于老年人。

主要治法：滋补肝肾。

常用方剂：杞菊地黄汤、六味地黄丸等。

药膳材料：枸杞子、菊花、地黄、山药等。

痰热内蕴型

常见症状：眩晕、耳鸣、头痛头重、口苦黏腻、食欲不振、胸闷呕恶、舌红苔黄腻、脉弦滑数。多见于身材偏胖者。

主要治法：清热化痰。

常用方剂：黄连温胆汤、半夏白术天麻汤等。

药膳材料：贝母、葛根、莲子心、玉米须等。

阴阳两虚型

常见症状：头晕耳鸣、腰膝酸软、畏寒肢冷、小便清长或夜尿频多、舌淡嫩，脉沉无力。多见于老年人。

主要治法：滋阴助阳。

常用方剂：地黄饮子、七宝美髯丹等。

药膳材料：杜仲、地黄、何首乌、肉苁蓉、灵芝等。

适合家用的
稳压药材与药膳

　　在中医药的传统文献中，可以找到大量关于治疗高血压的良方。这里我们重点不在方剂上，因为方剂还是需要中医具体诊断后辨证施治，我们把重点放在日常饮食的药膳上，也就是通过日常饮食来缓解高血压的各种症状，调理身体状态。

家庭选择的药材有几点不同于汤药：

1　要效果明确，药性温和，长期服用不会有什么不良反应，最好是药食两用的材料。

2　要口味平和，让人乐于接受，不宜药味太浓、难以下咽。

3　要材料方便易得、制作简单快捷，不要依赖熬药罐。

　　在形式上，茶饮类是降血压药膳中的绝对主力，非常适合中轻度高血压患者根据自己的高血压类型来调理。

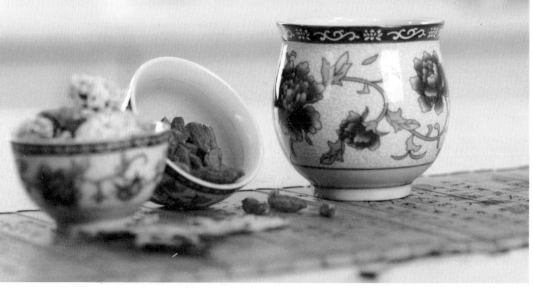

罗布麻

罗布麻的嫩叶经蒸炒揉制后，可以直接冲泡代茶饮，有平抑肝阳、清泻肝热、利尿的功效，可用于肝阳上亢及肝火上攻引起的头晕目眩、烦躁失眠等。除了具有较好的降压作用，还有降血脂、降血糖、消水肿、止咳平喘、改善消化不良和便秘的功效。

罗布麻茶

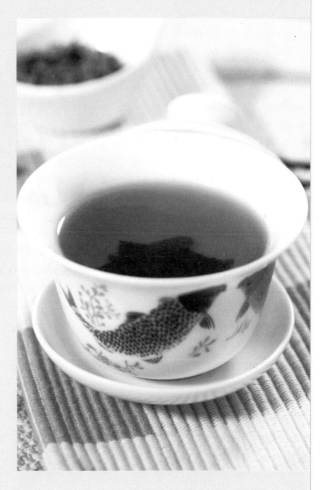

出处：《新疆中草药手册》

材料：经蒸炒揉制过的罗布麻叶6克。

做法：

将罗布麻叶放入杯中，以沸水冲泡10分钟后，代茶频饮。

注意：

罗布麻用量以6~12克为宜。要选择经揉制加工过的罗布麻叶，而不要直接用未经加工的罗布麻叶泡水饮用，以免发生不良反应。

此茶可平肝息风，清热降压。适用于因肝风内动或风热上扰引起的高血压，可缓解眩晕、头痛、失眠、惊痫、抽搐等现象，并有一定的预防感冒、调节免疫功能的作用。

81

菊花

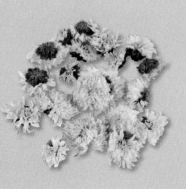

菊花可疏风清热，清肝明目，有显著的降低血压、解热、抗炎作用，常用于高血压头痛、眩晕、目赤肿痛、眼目昏花、心胸烦热、失眠以及疔疮、肿毒、风热感冒等病证。常与桑叶、枸杞子等搭配使用。

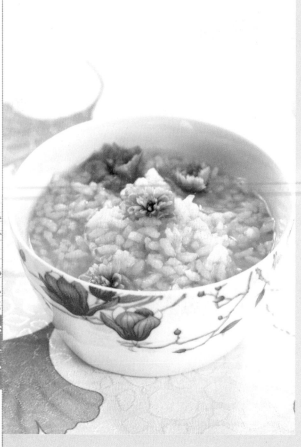

菊花粥

出处：《老老恒言》

材料：菊花6克，粳米100克。

做法：

砂锅中放入粳米、菊花和适量水，小火煎煮40分钟，至粥稠即可。

注意：

菊花用量以5~9克为宜。一般疏散风热宜用黄菊花，清肝明目宜用白菊花。菊花性微寒，体质虚寒者不宜多用。

此粥清肝热，平肝阳，适合肝阳上亢、肝火上炎引起的头痛眩晕、目赤肿痛等症。

这本书能让你稳定血压

桑叶

桑叶可疏散风热、清肺润燥、清肝明目。常用于风热感冒、肺热燥咳、头晕头痛、目赤昏花等症。对于肝阳上扰、肝肾阴虚所致的血压升高、眼目昏花、目赤肿痛、头痛等有一定缓解作用。多与菊花、决明子、枸杞子、夏枯草、车前草等搭配使用。

桑菊饮

出处：《温病条辨》
材料：霜桑叶8克，菊花5克。
做法：
将两味药放入茶壶中，以沸水冲泡，加盖闷10分钟后饮用，可多次冲泡，代茶频饮。

注意：
桑叶用量以5~9克为宜。由于桑叶和菊花性偏寒，所以此茶不适合体质虚寒、泄泻及风寒感冒者饮用。

此茶是古方的精简方，有疏风、清热、明目的作用。适用于肝阳上亢型高血压所致的头痛眩晕、头重脚轻、烦躁易怒等症，还可用于肝火上炎、风热上扰引起的目赤、涩痛、多泪等眼疾，也是防治风热感冒、温病初起的常用便方。

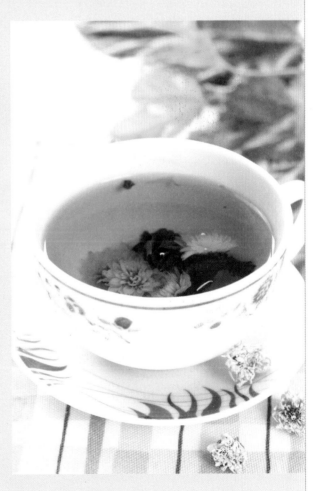

夏枯草

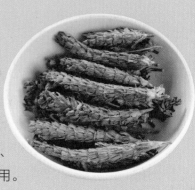

夏枯草是凉茶的常用材料，可清火明目、散结消肿，尤其擅长清泄肝火，有明确的降血压作用，常用于肝火上炎所致的目赤肿痛、头痛眩晕等，并对人体淋巴结节、腮腺炎、乳腺炎、甲状腺肿大及肝病等有一定的防治作用。

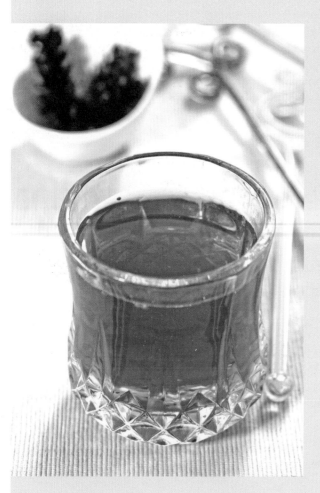

冰糖夏枯草

出处：《闽东本草》

材料： 夏枯草9克，冰糖10克。

做法：

将夏枯草、冰糖放入保温瓶中，倒入沸水，加盖闷泡15分钟后即可饮用，可多次冲泡，代茶频饮。

注意：

夏枯草用量以9~15克为宜。夏枯草性微寒，脾胃虚寒者慎用。

此饮可清肝明目，常用于治疗肝火上炎型高血压引起的头痛眩晕、目赤肿痛等。

枸杞子

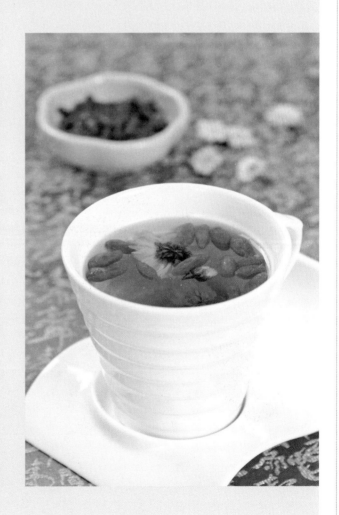

　　枸杞子有滋补肝肾、益精明目的功效。常用于肝肾阴虚及早衰引起的虚劳精亏、腰膝酸痛、眩晕耳鸣、血虚萎黄、目昏不明等，对肾精肝血不足引起的高血压、高脂血症、糖尿病等老年慢性病有一定的防治作用，可预防高血压并发眼疾，并对抗衰老、抗肿瘤、抗脂肪肝、提高免疫力有益。

枸杞菊花饮

出处：《中医良药良方》

材料：枸杞子10克，菊花5克，冰糖适量。

做法：

将菊花、枸杞子、冰糖放入杯中，冲入沸水，加盖闷泡10~15分钟即可饮用，可多次冲泡，代茶频饮。

注意：

枸杞子味甘性平，一般人皆宜，用量以6~12克为宜。而菊花性微寒，用量一般不要超过9克。体质虚寒、脾虚便溏者不宜加菊花，可单用枸杞子泡饮。

　　此茶益肝滋肾，息风明目，适合肝肾不足、风阳上扰引起的头晕目眩、眼睛干涩、视物模糊、口干口渴等症，对预防白内障也有一定效果。

山楂

　　山楂可消食健胃、行气散瘀。常用于肉食积滞、胃脘胀满、泻痢腹痛、瘀血经闭、心腹刺痛等。现代研究发现，山楂提取物能扩张冠状动脉，增加冠脉流量，有强心、降血压及抗心律失常、降血脂、增加胆固醇的排泄、抗动脉粥样硬化的作用，对防治高血压、高脂血症、冠心病等有较好的疗效。

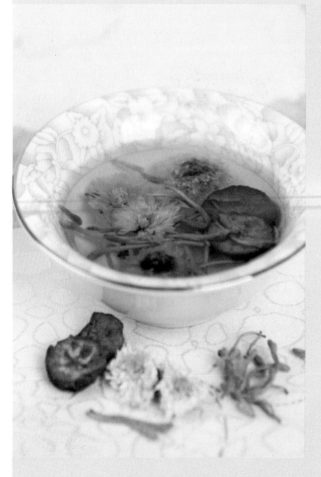

山楂银菊饮

出处：《上海中医药杂志》

材料：山楂、菊花、金银花各10克。

做法：

将各材料放入热水瓶中，冲入适量沸水，加盖闷泡15分钟。频频饮用，1日饮尽。

注意：

山楂用量以10~15克为宜。由于此饮只消不补，故脾胃虚弱者、胃酸分泌过多者应慎用。山楂有刺激子宫的作用，妊娠高血压患者慎食。

　　此饮能清热解毒、降压降脂，适合高血压、高脂血症、体肥乏力以及进食油腻太过者饮用。

天麻

天麻又名定风草、赤箭，可用于高血压的辅助治疗。天麻可息风止痉、平抑肝阳、祛风通络，常用于肝风内动引起的眩晕眼花、头胀头痛、肢体麻木、癫痫抽搐、风湿痹痛以及脑卒中所致肢体不遂、语言不顺等。

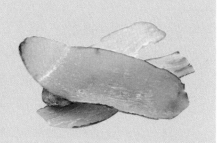

天麻鱼头汤

出处：民间验方

材料：天麻9克，鲤鱼头1个。

调料：

料酒、姜片、葱段各10克，盐、胡椒粉各适量。

做法：

将鱼头处理干净，放入砂锅中，加水烧开，撇净浮沫，放入天麻和各调料，小火炖煮40分钟，至肉烂汤浓即成。

注意：

天麻甘平质润，一般人皆宜，用量以3~9克为宜。天麻及天麻制剂偶有过敏性反应，需注意控制用量。

此汤降压补脑，强身健体。可用于肝阳上亢及风痰上扰引起的眩晕头痛、神经衰弱、耳鸣、肢体麻木等。

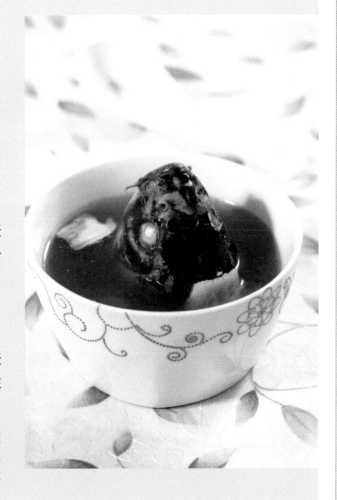

决明子

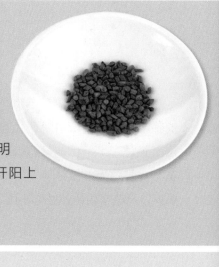

决明子也叫草决明，有清热明目、润肠通便的功效，常用于目赤涩痛、头痛眩晕、肠燥便秘等症。由于其降血压作用明显，近年来临床上多用于高血压而呈现肝阳上扰、头晕目眩等症候者。

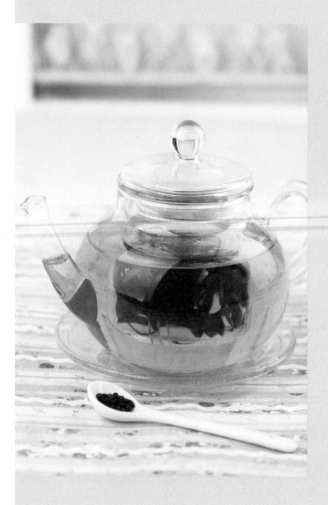

决明海带茶

出处：《偏方大全》

材料：海带10克，决明子10克。

做法：

将海带泡淡，切细丝，与决明子一起放入茶壶中，以沸水冲泡，加盖闷20分钟，不拘时饮汤吃海带，决明子余渣弃去。每日1剂。

注意：

决明子用量以 10~15 克为宜。此茶有一定的缓泻作用，脾胃虚弱、大便溏泻者不宜。

此茶可清泻肝火、平抑肝阳、除脂降压，适合高血压、高脂血症及肥胖者饮用。

葛根

葛根可退热、生津、透疹、止泻。常用于外感发热头痛、项背强痛、口渴、麻疹不透、热痢、泄泻等症。现代研究发现，葛根能直接扩张血管，使外周阻力下降，而有明显降压作用，能较好缓解高血压患者的"项紧"症状（即脖子感觉发硬），临床常用于高血压颈项强痛，也非常适用于高血压兼有糖尿病或冠心病者。

葛根饮

出处：《太平圣惠方》

材料：葛根粉15克，淀粉、冰糖各10克。

做法：
锅中放入葛根粉，加适量水，搅拌均匀，用小火煮沸，再放冰糖煮化，加淀粉勾芡即可。

注意：
葛根用量以9~15克为宜。葛根性凉，虚寒者忌用，胃寒呕吐者慎用。

生葛根捣汁饮用，可改善高血压引起的颈项强痛、头痛头晕、耳鸣、肢麻等症状。

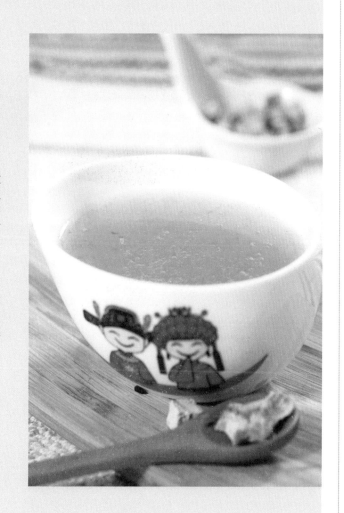

杜仲

杜仲有补肝肾、强筋骨的功效。常用于肾虚腰痛、筋骨无力等。现代研究发现，杜仲有良好的利尿、降压功能，并能改善头晕、失眠等症状，对早期高血压以及老年高血压、妊娠高血压的疗效较好。

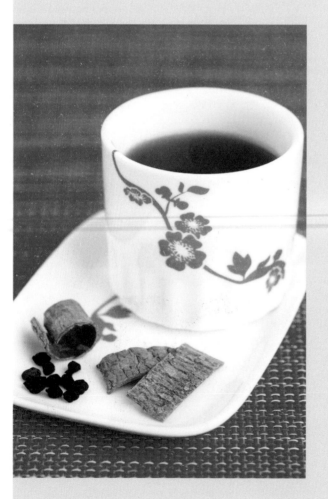

杜仲五味子茶

出处：《箧中方》

材料：杜仲15克，五味子6克。

做法：

将两味药研为粗末，装入茶包，置于热水瓶中，用适量沸水冲入浸泡，加盖闷15~20分钟。频频饮用，1日内饮完。

注意：

杜仲用量以10~15克为宜。杜仲和五味子均为温补之品，阴虚火旺者、有表邪及内热者慎用。

此茶可用于肝肾亏虚型高血压引起的腰痛、头痛、失眠、神经衰弱、腰腿乏力等，对老年高血压更为有益。

这本书能让你稳定血压

莲子心

莲子心是苦涩之物，有清心安神的作用，常用于心烦口渴、眩晕、神昏谵语、失眠遗精等症。现代药理学研究证明，从莲子心提取出的生物碱有明确的降压作用，对保护心血管有益。

莲子心茶

出处：《偏方大全》

材料：莲子心2克，生甘草3克。

做法：

将两味药放入杯中，冲入沸水，加盖闷10~15分钟后，代茶频饮。每日早晚各1次。

注意：

莲子心的用量以1.5~3克为宜。由于莲子心性寒，脾胃虚寒、便溏者慎用。

此茶可清心除烦，泻心火。可用于心火内炽所致的头晕、心悸、烦躁不眠等症状，以及手足心热、口渴咽干、痰多咽肿、口舌溃疡、目赤红肿等证。

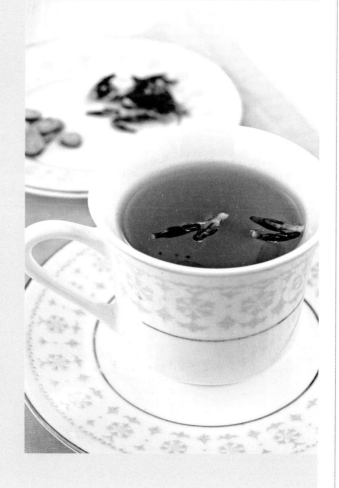

灵芝

灵芝是养心安神药，有益气血、安心神、健脾胃、提高免疫力的功效，常用于治疗眩晕、心神不宁、心悸失眠、虚劳气短、体倦神疲、冠心病、肿瘤等。现代药理研究证实，灵芝有强心、镇静、抗惊厥、抗心律失常、抗血小板聚集等作用，可降低血压，使冠脉血流及脑血流增加，对心血管有益。

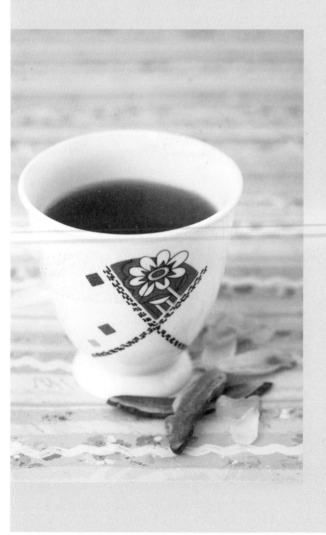

灵芝百合茶

出处：民间验方

材料：灵芝、百合各10克。

做法：

将灵芝先用温水浸泡30分钟，再与百合一同加水煎沸，将煎取的药汁置于保温瓶中，分3次温饮。每日1剂。

注意：

灵芝是温和的补益药，口服一般无不良反应，用量以6~12克为宜。

此茶可稳定血压，安神助眠，提高人体免疫力。加入百合可增强养阴、清心、安神的作用。经常饮用，能改善气血不足、心神失养或阴虚所致的心神不宁、失眠惊悸、虚劳气短等症状，尤其对女性更年期高血压及老年体虚的高血压患者有益。

玉米须

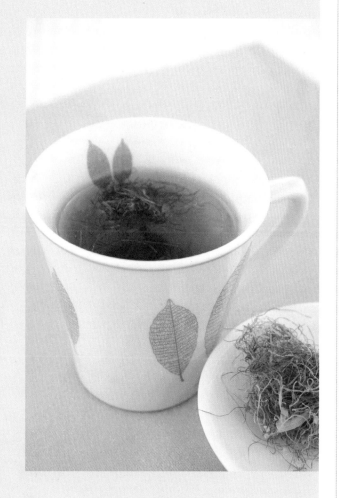

玉米须是天然利尿剂，可利尿消肿、平肝利胆。常用于肾炎、肝炎、高血压、糖尿病、尿路结石、胆道结石、小便不利、湿热黄疸等症。其降血压、降血糖的功效也受到医学界的一致认可，适合高血压兼有糖尿病、肾病水肿者使用。

玉米须茶

出处：《滇南本草》

材料： 玉米须50克。

做法：

将玉米须放入砂锅中，加适量水，煎煮片刻即可饮用。代茶频饮。

注意：

玉米须的用量以30~60克为宜，鲜者加倍。

玉米须茶可利水消肿、清热凉血，适合痰湿或湿热体质的高血压、高脂血症、高血糖的"三高"人群饮用，也可用于治疗肾炎、肝炎、胆囊炎、胆结石等，并对妊娠高血压、妊娠水肿等有很好的防治作用。

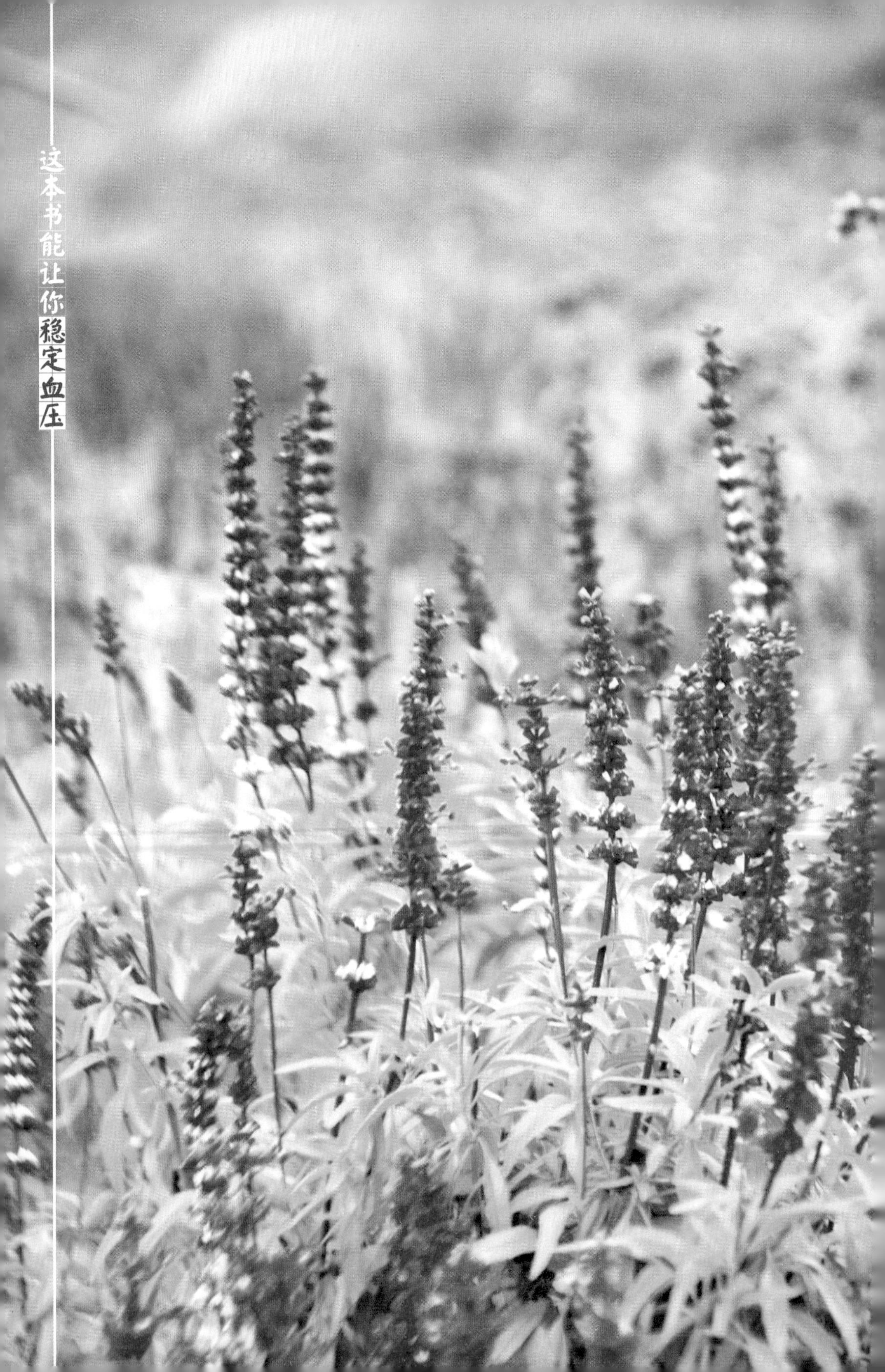

第二章

情绪稳定了，
血压就稳定了大半

情绪问题是引发人体多种病症的重要因素。血压飙升与情绪有着很大的关系。人在生气、兴奋等不稳定的情绪状态下，血压可急升30毫米汞柱左右。如果有持续的紧张、悲伤、愤怒等不良情绪，会导致血压长期居高不下，从而加重病情。而一旦情绪能真正稳定下来，血压自然也就稳定了大半。

注意那些容易让血压波动的情绪

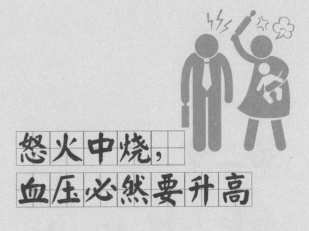

怒火中烧，血压必然要升高

人在生气，尤其是暴怒时，肾上腺素分泌就会增加，心率加快，心肌收缩力增强，进一步导致血压升高，严重时会出现满脸通红、青筋暴跳甚至身体发抖抽搐的状况，这就是血压突然升高的危险标志。此时，对于高血压患者来说，心绞痛、脑卒中和心肌梗死的发生概率就大大增加了。

从中医角度看，怒伤肝，肝火旺又容易动怒，二者是相互影响的。除了伤肝外，生气对心、胃、肺、肾等也都有不同程度的伤害，导致人体气血紊乱，易患冠心病、胃溃疡、内分泌失调等疾病。

爱生气的人，平时容易急躁、愤怒，对周围人或事常常不满，同性格开朗、乐观积极、为人随和者相比，患高血压甚至脑卒中的危险要高出4倍以上。所以，中老年人尤其要切忌暴怒，已经患有高血压的人则要时时提醒自己"不要生气"。

当然，生活中难免会有让人生气的事。此时，调节自己的心态就显得特别重要。在日常生活中，多宽容一些，多体谅他人，不要计较小事，这样生气的机会就能减少很多。与他人发生矛盾时，有话好好说，不要得理不饶人或出口成"脏"，激化矛盾。实在生气时，要尽快远离让你生气的人或事物，冷静一下，再通过转移注意力、倾诉等其他方法慢慢释放怒气，消解不良情绪。尤其是高血压患者，要有情绪上自我保护的意识。

忧郁烦恼是升压的负能量

当人忧郁烦恼、情绪低落、意志消沉时，身体被负能量所控制，或者说，这些都是一些精神的"毒素"，长期占据心灵的话，会悄然伤害我们的身体，首当其冲的就是心脑血管健康。

中医认为，长期的忧郁、烦恼会造成人体气机不畅，气郁则化火，暗耗阴血，导致阴虚阳亢或气阴两虚，引发或加重高血压。

对待忧郁、烦恼的办法有两方面：一方面要排解负能量，另一方面要输入正能量。当正能量得到充满，负能量就弱化了。

输入正能量

可以通过旅游、读好书、看喜剧、专心工作、培养爱好等方法，提升自身修为，让心灵更广阔。

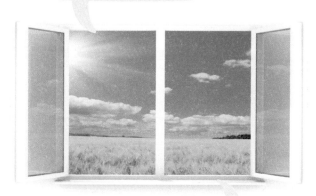

排解负能量

可以通过与他人倾诉、听人规劝，以及通过个人的适度运动流汗、打坐或哭泣等方法，化解掉精神毒素。

紧张焦急，接着就是头昏脑涨

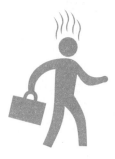

精神上紧张焦急时，人体处于应激状态，血管收缩，心跳加快，血压升高，严重时还会出现头痛、头晕、易怒、呼吸急促甚至手发抖的现象。也就是说，当精神处于高压状态时，身体也一定随之处于高压状态，"形神合一"的说法是有道理的。

很多职场精英深有感触，他们肩负着工作和生活的双重压力，可能一整天都处于紧张焦急的状态，即便回到家里，仍感到头昏脑涨，不想吃饭，睡不好觉，长期处于这种身心俱疲的状态时，高血压就会不请自来了。

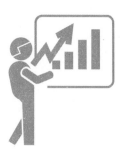

本身就容易紧张以及工作压力很大的人群，要主动多安排一些放松休闲的时间，让上紧的发条松一下，停下来，安静一会儿或参加文娱活动、外出游玩等，换个环境，放松心情。爱争强好胜、给自己加码的人要改变心态，平和、洒脱一些，放弃争斗，也不和自己较劲，不给自己制定太高的目标。心态放松了，血压就会平稳，头昏脑涨的现象也就自然消失了。

激动兴奋，血压也坐过山车

人在激动、兴奋时，血压会呈大幅波动状态，就像坐上了过山车，上上下下，忽高忽低。如久别的亲友相聚、观看激动人心的比赛、性生活等，都容易引起情绪的激动和兴奋，造成血压剧烈起伏，心血管负担过重。

所以，高血压患者要警惕容易让人激动和兴奋的事物，不是不能进行这些活动，而是要适可而止，别让情绪走到难以控制的地步。感觉太激动兴奋了，就适当平复一会儿，缓一缓，对平稳血压、远离危险是非常必要的。

大喜大悲，两个极端都危险

大喜和大悲，是情绪的两个极端，都属于过度反应，会造成人体气机紊乱，血压骤然升高，对人体健康有很大的危害，常会出现晕厥现象。

"喜"本来是好事，但凡事都要有个"度"，过犹不及、物极必反，乐极亦生悲。所以，避免情绪上的大喜和大悲，是高血压患者的一种自我保护。

人生无常，大喜大悲的事情多少都会遇到一些。只要做到：大喜时不忘记危难，大悲时不丢掉希望，让情绪平衡一下，就能避免走极端的危险。如果能"不以物喜，不以己悲"，达到"物我两忘"的怡然超脱境界，喜与悲自然也就淡化了。

做不到没关系，朝这个方向去思考就会受益无穷，至少血压会平稳很多。

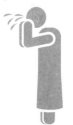

惊恐骤升压，避免受惊吓

高血压患者也要时刻防范受惊吓，正常人受惊吓后，虽然血压骤升，但很快能缓下来，而高血压患者恐怕就没那么容易了，往往会引起较长时间的头晕、心悸、出冷汗，如果合并有心脏病，后果更是不堪设想。

1 最好不看惊险、恐怖的电影，即使很想看，也不建议在影院里看，否则，黑暗环境加上震撼音效，会加重恐惧感。

2 外出时严格遵守交通规则，避免被速度很快的车或突然按喇叭的声音吓到。

3 小区里突然窜出的狗或突然的狗叫声，也会吓到不少人。

4 知道别人有高血压时，千万不要从背后突然叫他或猛地拍他肩膀，一方面可能会让他受惊吓，另一方面，他容易猛回头而发生意外。

99

这些方法可以调节你的情绪

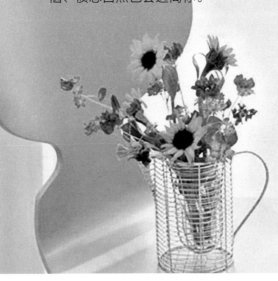

理解别人就能放下自己

　　理解他人，就是能换位思考，站在他人的角度体会他人的处境、思想和做事的动机。这种理解来自于相通的人性。

　　在现实生活中，人人都有自己的利益，如果每个人都从自己的角度来看问题，立场各不相同，矛盾就会不可避免。只有走出以自我为中心的思维模式，多从别人的角度看问题，才能心态平和，看到事情的另一面，放下自己的偏执。

　　对于别人的苦衷要能够体谅，对别人的过错要学会宽容，对自己的行为也要多站在别人的角度来考虑，不要强加于人，甚至强人所难、损害他人利益，否则，真的是要自己找气受了。

　　越是有矛盾，相互理解就越重要。善于理解他人者能化解很多矛盾，使很多问题迎刃而解，烦恼、愤怒自然也会远离你。

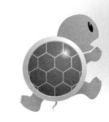
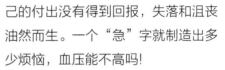

降低标准，欲速则不达

高血压患者有一个通病，就是性子比较"急"，尤其是在原发性高血压患者中，A型性格者比较多，因此常伴头晕、头痛、耳鸣、失眠、急躁易怒等情况。性格确实不容易改变，但知道了自己性格对健康的影响，就要在平时注意自我调节，不要太"任性"。

首先是要降低标准和要求，这既包括对自己，也包括对他人。物质生活不用复杂，不攀比，不强求，知足常乐，顺其自然，不争名利，减少欲望，就不会有太多的怒气了。

有追求是一件好事，但俗话说"欲速则不达"，过于性急反而不能达到目的。"万事皆有时"，要遵从事物发展的自然规律，总想急于求成，就容易焦虑，一旦达不到目的，又会怨天尤人、自责、抑郁，觉得自己的付出没有得到回报，失落和沮丧油然而生。一个"急"字就制造出多少烦恼，血压能不高吗!

如果感到自己有"急"的倾向时，不妨"中场休息"，按下"暂停"键，把手头的事情梳理一下，按轻重缓急排排队，哪些确实要马上做，哪些可以放一放，把时间安排好，不要让日程太满，一定要留出休息时间。对于一些难以完成的事，该放手就放手吧。

急性子的人往往不能忍受身边慢性子的人，觉得他们不努力、慢吞吞，看着就着急。其实，急性子不妨向慢性子学习一下，慢下来好像也没耽误什么事，慢一点又何妨!

贴心提示

什么是"A型性格"？

"A型性格"是指：行动常常是匆匆忙忙、风风火火的，觉得时间老不够用，有紧迫感，容易紧张，雄心勃勃，竞争性特别强，但缺乏耐心，对自己、对别人都要求比较高，易激惹暴怒，好斗，愤世嫉俗，常感不满等。临床研究发现，A型性格与原发性高血压、脑卒中、脑血管疾病、消化道溃疡等疾病关系密切。

打坐，
清空大脑的垃圾

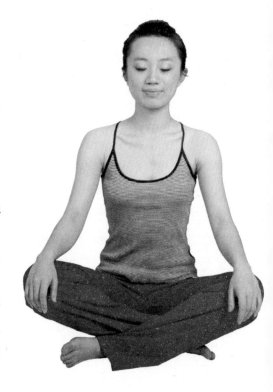

　　"静"是安养心神的法宝。打坐、闭目、入静，能让人充分放松，情绪平稳下来，排除外界纷扰，直视自己的内心，使我们散乱的心念逐步归于凝定。心定则气和，气和则血顺，不但可以畅通血脉，而且可以获得心灵的安乐平和。因此，每天坚持静坐一段时间，也是一个给心灵排毒、化解不良情绪的过程，对稳定血压非常有益。

打坐时间

1　每天晚上入睡前是打坐的最佳时间，一般在21:00~22:30。此时天地归于宁静，最宜静坐，正所谓"先睡眼，后睡心"，打坐也是有利于改善失眠的方法。

2　开始时可以先静坐5分钟，以后再慢慢延长到15~30分钟，以自我感觉放松为准。

3　平时由于各种不良情绪而出现头晕、头胀、胸闷等高血压症状时，要找个安静的地方，坐下来，闭上眼睛，静下心来打坐一会儿，有利于情绪平复。

打坐步骤

1　找一个安静、通风处，地板、床上或沙发均可，注意不要选风口处。

2　除去腰带和紧身的衣服，盘腿坐下（盘腿坐困难的话，也可坐在靠背椅上），双手垂放在两膝上。

3　静坐，头稳颈直，脊柱自然挺立。眼皮下垂，两眼微闭，两眼内视鼻尖，排除一切杂念，平心静气，达到脑不想、耳不闻、眼不见的似睡非睡状态，直到呼吸深长均匀。

在大自然面前，一切释然

在大自然面前，人总显得那么渺小。从深邃高远的浩瀚星空、胸怀广阔的高山大海、无尽奔腾的江河溪流，到矗立千年的森森古木、四季轮回的花开花落、适者生存的动物世界，正是"天地有大美而不言，四时有明法而不议"。

只有身心处于自然，你才能感到作为一个人，生命何其渺小、短暂，自己的那些烦恼和计较，不过是鸡毛蒜皮、不值一提的小事。这有限的生命是如此宝贵，我们为什么要用愤怒、忧愁、悲伤去填满它，而不是以快乐、宽容、豁达的心态去度过呢！

当我们生活在拥挤嘈杂的人群中，很容易积累大量的负面情绪，而经常处于宽广的大自然中，人也能心胸开朗、返璞归真，放下过多的欲望和烦恼。所以，高血压患者最好经常到大自然中去，不仅空气清新，让人放松，还能净化心灵，感悟生命，排解和释放不良情绪。

赠人玫瑰，手有余香

"付出"其实比"得到"更快乐。一枝玫瑰虽小，却能传递一份关爱，留下一份喜悦。多真诚地去关爱他人、赞美他人、帮助他人，不要计较得失与回报，你收获的将是一份快乐和满足。当人与人之间都是这种良性循环的关系时，这个世界多么美好！

但在现实生活中，有很多人会吝啬一个微笑、一句夸奖或一个小小的善举，同时又在抱怨这个世界的冷漠与不公。其实，可以从自己做起，放下对他人的苛责，付出一份爱心、宽容和善良，收获一份内心的快乐、安宁。

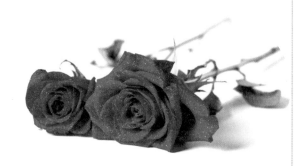

说出来，气就消了

当遇到一些不平事时，不要藏着掖着，不妨开诚布公地说出来，理性地解决问题。与人闹矛盾后和对方交换意见，"君子坦荡荡"，比闷在心中痛快得多，问题也容易解决。

如果内心积累了很多负面情绪、难以排解时，向人倾诉是一种最为有效的化解方法。如果能找个家人或朋友，将内心的气愤、委屈、痛苦诉说出来，并得到适当的理解、安慰和劝说，就很容易从压抑和苦恼中解脱出来。而且，倾诉行为本身对畅达心胸就非常有益。

我们常有这样的体会：一件生气的事，说了几次以后，好像就没那么生气了，后来甚至会用玩笑的口气去调侃它，因为怒气已经释放掉了。

最要不得的就是把气都憋在心里，这样对身体的伤害更大。高血压患者本来就容易生气动怒，更要注意及时排解怒气。

陶冶性情，转移注意力

高血压患者应多多修身养性，培养一些有益身心的爱好，如美术、书法、音乐、阅读、养花、旅游等，都可以提高自身修养，调节身心，增加生活乐趣，陶情怡性，稳定情绪，使人乐而忘忧，内心怡然淡定。

当产生某种不良情绪的时候，可以将注意力转移到自己的兴趣爱好上，暂时从难以化解的矛盾纠葛中解脱出来，避免不良情绪泛滥成灾。

美术、书法

美术和书法都是需要专注于笔尖才能完成的，需要平心静气，同时也能感受艺术、文字之美，让人清雅淡然，安静愉悦，还能改掉容易急躁的毛病，比较适合高血压患者。

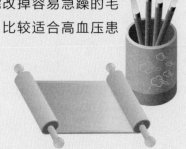

这本书能让你稳定血压

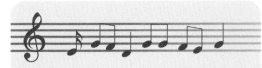

音乐

　　悠扬舒缓的音乐有助于稳定血压。研究发现，音乐对人体情绪的影响很大，进而会影响血压水平。欢快的音乐让人精神愉悦、烦恼全消；舒缓柔和的音乐让人呼吸平稳、内心安宁；悠扬婉转的音乐让人轻松愉快、心情开朗。高血压患者通过听音乐来平稳血压，是个简单又有效的方法。

　　在选择音乐时，挑选自己熟悉、喜爱的乐曲，放松精神的效果最好。尽量不要听节奏过快的舞曲、重金属摇滚乐等过于刺激的音乐。

　　除了听之外，有些人愿意唱歌或弹琴，也能起到舒畅心胸的作用，是一种很好的释放法，但要注意不可太激动或劳累。

旅游

　　心情不愉快时，出去旅游吧！忘情于名山大川，陶醉在水乡古镇，漫步在沙滩椰林，徜徉于异国风情……人生就是一次旅行，什么烦恼，统统都抛在脑后了！

钓鱼

　　垂钓具有运动特征，有动有静，刚柔相济。一方面，钓鱼之处自然环境好，让人心旷神怡；另一方面，垂钓时全神贯注，容易进入恬惔虚无、放松入静的状态，有利于调节身心。

阅读

　　读好书就是和智者对话。不论是读书，还是看报、看杂志，阅读都能增强智慧，开阔视野，提高境界。如果有不开心的事，也许一本好书，甚至一句话，就能让你豁然开朗。

养花鸟虫鱼

　　不少老年人都喜欢养些花鸟虫鱼，这对于高血压患者确实有好处。一方面，它把一份关爱倾注在这些生命上，带来了身心愉悦，减少了烦闷；另一方面，也可以增加和大自然的接触。

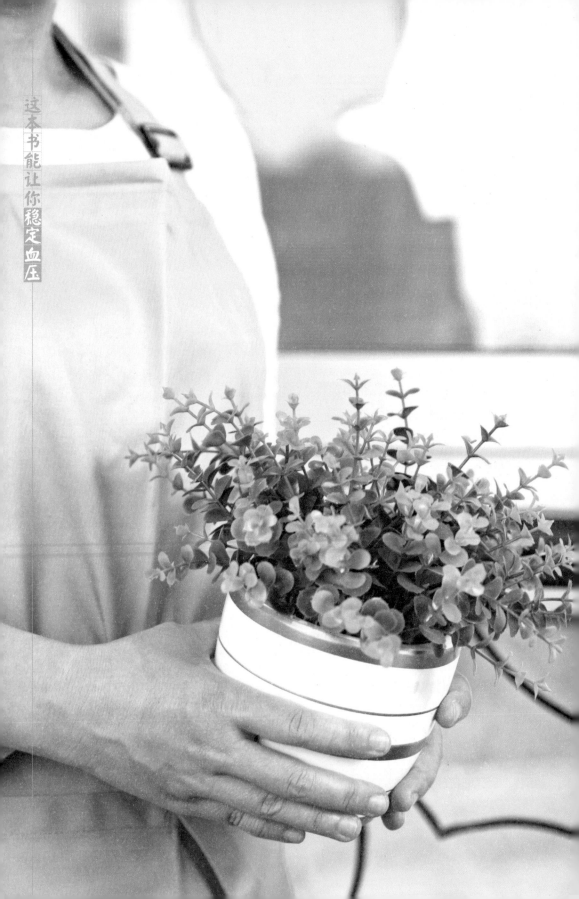

第三章

规避生活中隐藏的升压风险

日常生活中，哪些习惯和小动作会引起血压波动？什么样的环境容易让血压升高？外出旅游应该注意些什么？休闲娱乐又有什么讲究？……控制血压，绝不仅仅只是吃药那么简单，而要从生活细节入手，排除一个个潜藏着的升压诱因，才能让血压平稳下来。

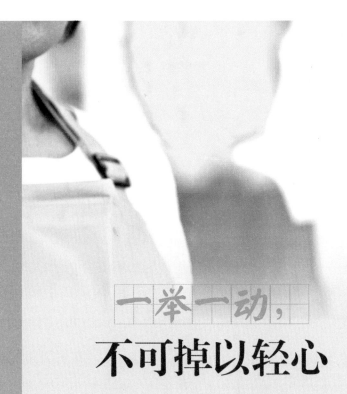

时刻提防生活中那些潜在的危险

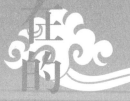

一举一动，
不可掉以轻心

能够避免伤害的"3步起床法"

由于人体体位的突然变化会造成心脑血管供血不足而发生危险，尤其是起床这个动作，体位变化很大，所以，很多患有高血压的人都是在夜里起夜或清晨起床时发生脑卒中等脑血管意外，尤其老年人必须格外小心。

对于高血压患者来说，切忌起床过快、过猛。专家建议按照下面的"3步起床法"，也叫"3个半分钟"起床法，让身体对体位变化有一个慢慢适应和调整的过程，这样血压就不会有太大波动，避免出现脑血管意外。

Step1

醒来后，不要急于起床，保持仰卧姿势半分钟，活动一下四肢和头颈部，伸一下懒腰，使肢体肌肉和血管平滑肌恢复适当张力，以适应起床时的体位变化，避免引起头晕。

如果是清晨起床，可以利用这个时间测一下血压。

Step2

慢慢坐起，稍活动几次上肢，保持坐姿半分钟。

如果是清晨，可在此时拿起床头准备好的水杯，慢慢喝完一杯白开水，帮助稀释黏稠的血液，减轻晨峰时的血管压力，避免发生心血管意外，并可起到促进排便的作用。

Step3

双腿下垂着地，在床沿静坐半分钟（喝水也可以放在这一步）。

最后再穿上拖鞋，下床活动。

在这一步别忘了穿好保暖的衣服，尤其是秋冬季节，一定要注意保暖，把厚衣服放在床边随手可及处。

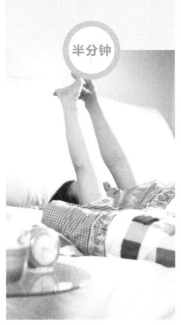

半分钟

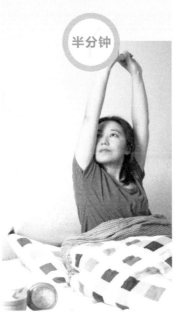

半分钟

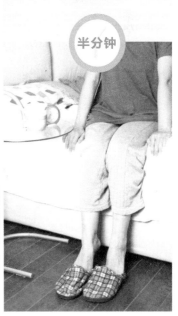

半分钟

蹲着的时候 不要猛地站起来

　　高血压比较严重、血压控制不好的患者不宜做任何下蹲起立和突然站起的动作，因为这样体位变化剧烈，会造成血压的骤升骤降，轻则头晕眼花、眼前发黑，严重的容易发生脑血管意外。所以，要站起时最好慢一些、再慢一些。

避免下列蹲起动作

1 蹲地后马上起立等健身运动。
2 长时间蹲着吃饭、做家务或劳动，然后猛地站起。
3 长时间蹲厕。蹲厕所对高血压患者也是一个危险因素，尤其是蹲坑式厕所。蹲厕时间较长后，不仅腿麻无力，而且站起来血压骤变，容易晕倒，发生意外。所以，家里没有坐便器的，不妨准备个便携马桶圈。

4 突然从椅子、沙发上站起的情况也非常多见，如有人敲门或电话铃响，急着站起来去开门或接电话，都容易引起血压波动，出现头晕甚至晕倒的现象。尤其是从座位低矮、软塌凹陷的沙发上突然站起来，用力会比较大，一定要避免速度过快。

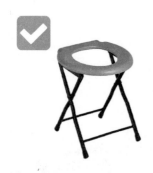

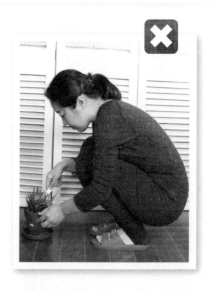

已经蹲下时如何站起才安全

1 以手扶住固定物体，如扶墙、扶栏杆、扶椅子等，然后慢慢站起。

2 如果周围实在没有可扶的物体，可先单膝着地，借助膝盖力量站起（这样比较省力）。

3 也可先慢慢抬起臀部，双手扶住膝盖站直，然后再慢慢挺起身来。

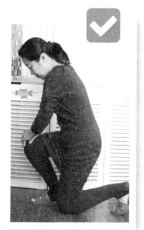 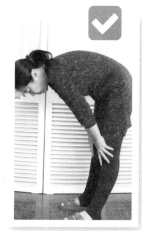

贴心提示

高血压患者怎样选择坐具和卧具

对于高血压患者来说，较高、较硬、带扶手、稳定的椅子是比较安全的。在选择椅子、沙发、床等家具时要注意以下几点。

● 坐垫、床垫宜选择偏硬的，不宜选择过软、一坐身体就陷进去的。

● 沙发、椅子、床的高度最好不低于膝盖高度，避免坐太矮的椅子。

● 不要坐带滑轮、来回摇摆的转椅、摇椅、吊椅等。

● 座椅及沙发最好有靠背和扶手，这样在站起来时可以借力支撑，减轻自身用力，感到头晕的话也能防止摔倒。

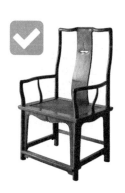 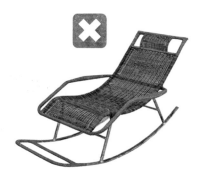 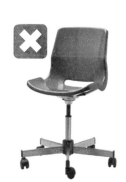

那些要尽量避免的小动作

弯腰捡地上的东西

高血压患者不要突然弯腰去捡地上的东西，必须捡的话一定要把动作放慢，最好有固定物体可以扶着，否则容易因体位改变过大而发生一过性血压骤升，出现头晕甚至晕厥现象。

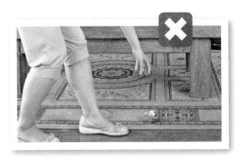

长久站立

人体站立时，血液更容易流向下肢，向上流的阻力加大。为了保障最高处大脑的供血，心血管就要增加动能和压力，从而使心脏负担加重，血压升高。因此，站立时一般会比平躺时血压高。如果长时间站立，血压就会一直处于偏高状态。所以，高血压患者要避免长时间站立，应经常坐下来休息。当然能经常平躺休息对平稳血压是最好的。

突然回头

如果有人在背后叫你或拍你的肩膀，一般人马上回头，不会有任何问题，但高血压患者猛然回头的话，有可能产生大脑急性缺血、缺氧，而发生晕厥、摔伤。所以，高血压患者要牢记，回头要缓慢，切不可太急、太猛。另外，如果知道别人有高血压时，就不要在后面拍他肩膀。

长时间趴伏桌面

长时间趴伏桌面会使人呼吸不畅、供氧不足，加重胸闷憋气、头晕眼花的感觉，也容易引起脑血管意外。因此，高血压患者应少做趴伏桌面的动作。

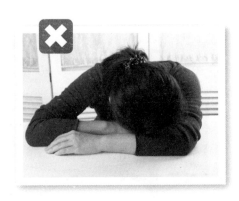

突然的用力导致必然的无力

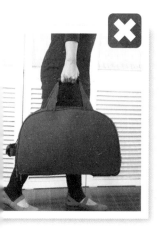

提举重物、推拉牵引、弹跳、投掷、快跑等，这些强体力劳动或超量运动都需要用爆发力来完成。在这个突然用力的过程中，全身处于应激状态，心脏排血量增加，精神高度紧张，容易引起血压升高。本身就有高血压的人更容易出现头晕眼花、站立不稳、四肢无力的状况，甚至诱发脑卒中。因此，高血压患者千万不要做重体力劳动或剧烈运动，也不要让自己过度疲劳，应注意放慢节奏、劳逸结合。

上厕所的时候
不要太过用力

高血压患者有便秘问题的很多：一方面坐便时间太长，容易腿脚发麻，站起来时也容易头晕眼花；另一方面，排便时过于屏气用力，再加上排不出来时心情急躁，不少人会出现面红耳赤的现象，极易诱发血压骤升，导致脑出血、心绞痛、心肌梗死甚至猝死的风险升高。所以，在厕所排便时千万不要太过用力，要通过多饮水、饮食调理、养成排便规律或药物疗法等方法来防治。

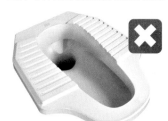

坐便时间长了都会发生危险，如果是蹲厕的话，危险就更大了，所以，高血压患者要尽量选择坐便器。

什么才是最好的服饰

穿衣要"三松"

所谓"三松",既"衣领松、裤带松、鞋袜松"。

衣领松 颈部是血管、神经的聚集之处,如果颈部太受束缚,会引发颈部酸胀疼痛,血压不稳,加重眩晕、耳鸣等症状,甚至因供血不足而增加脑梗死等风险。

裤带松 裤带太紧会导致腹腔压力增大,使腰以下部位的血液流动缓慢,血栓容易聚集。除了裤带别系得太紧外,可以用吊带代替皮带,或是使用松紧性较好的布带或绳带。

鞋袜松 鞋子、袜子都要宽松,太小、太紧会妨碍脚部血液流动,造成血压升高。穿鞋时,最好选择宽松、穿脱方便、不用系鞋带、鞋底柔软的款式,一脚蹬的布鞋最宜。鞋底稳定、防滑也很重要,可以减小摔倒概率。

除了这三处要松之外,内衣、上衣、裤子穿得太紧,都会束缚全身的血液循环,造成血压升高。所以,在穿衣上,最好穿着质地柔软、宽松舒适的服装。

对于其他的饰物,如手表、手链、手环等,都宜松不宜紧,以自然、舒适为度。

应小心的服饰

箍住脖子的服饰
高领衫、领带、领结、中式立领装等

完全箍住脖子的服装不利于血液循环，尤其是领口高而窄小、弹性差的高领衫。很多正装，如衬衫、领带、领结、中式立领装等，都存在领部过紧的问题，高血压患者尽量少穿。非穿不可时，适当解开第一粒扣，领带等系松些。

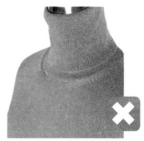

塑身衣服
腹带、塑型文胸、塑身内衣、弹力裤袜等

不少人为追求更好的身材而喜欢穿塑身衣裤，重点更是放在胸部和腹部，或者衣服虽宽松，却把腰带系得过紧，以勒平肚子。这些都会影响人体血液循环，使人体长时间处于高压的状态。

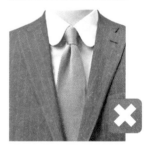

不合适的鞋
系带鞋、高跟鞋、摇摇鞋、尖头鞋、硬底鞋等

高血压患者最好不要穿系带鞋，因为弯腰系鞋带的动作需要蹲下，体位改变较大，而且一旦鞋带松开，很容易绊倒，增加了摔跤风险。

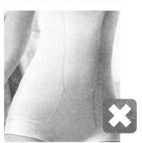

穿高跟鞋、摇摇鞋走路时需要随时掌握好平衡，全身都会处于紧张状态，且容易摔倒，高血压患者最好不穿。

尖头鞋和硬底鞋则不够宽松舒适，穿的时间长了，容易增加疲劳感。

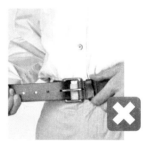

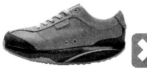 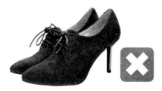

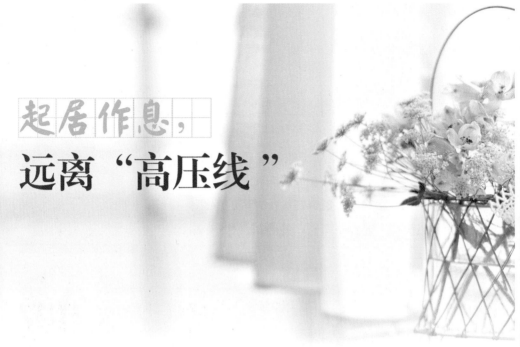

起居作息，远离"高压线"

打造一个稳压的居室环境

居室通风良好

保持室内空气新鲜很重要，空气憋闷的话，含氧量降低，导致血流更加不畅，会加重头痛、头晕、胸闷、憋气的状况。

经常开窗通风是必需的。天气好的时候，开窗时间长一些，频率高一些，也可以一直开着窗。如果室外的空气实在不好，或太热、太冷、风太大等，至少也要在早晚各开窗通风 20 分钟，可以一间一间地轮换进行，而不是所有房间同时开窗。

居室清静无噪音

居室的噪音过大会导致血压升高。所以，安静清幽之地对高血压患者的静养最为有益。

如果房子居于闹市、街道旁边，或楼下有广场舞、楼内有邻居装修，想要躲避噪音还真是很难。此时，能做的就是关紧门窗，尽可能降低室内的噪音。噪音太大时也不妨去公园里躲个清静，转移一下注意力。不论用什么方法，最重要的是不要起急冒火，尽量保持内心的平和。

温度和湿度适宜

家中最好常备一个温湿度计。

居室温度一般春、秋、冬季为18~25℃，夏季可
提高至25~30℃，冬季不宜低于18℃。如果室内温度
不舒适，最好使用取暖或制冷设备来调节室温。

居室湿度以40%~70%为宜，冬季不要低于35%，夏季不要
高于75%。湿度太高时可加强通风或打开空调除湿功能。湿度太低
时，可在室内洒水、挂上湿毛巾、湿衣服或借助加湿器来调整。

居室色彩柔和

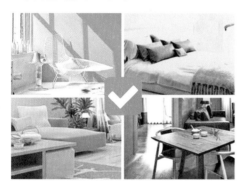

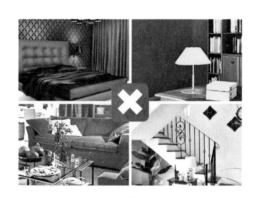

色彩对人的心理有很大的影响。浅淡柔和的色彩给人安静、舒适、和谐之感，冷色调的色彩能给人冷静、清醒、凉爽之感，这样的色彩会使人情绪放松，血压下降。如居室的墙壁、窗帘、地板、床单被褥、家具、瓷砖等的颜色为淡蓝、淡绿、乳白、浅木色时，对高血压患者最为适宜。

房间的颜色太深，如大面积的黑色、灰色、深紫色、深棕色等，会让人感觉压抑、紧张甚至恐惧，没有安全感。而过于鲜艳的色彩，如大红色、艳黄色等，又会让人容易兴奋、烦躁、情绪难以安稳，导致心率加快，血压升高。

居室中的色彩不宜太多和杂乱，最好保持在同一个色调，否则也会让人过度兴奋，难以安静。五颜六色、如调色板般的房间只适合幼儿园的小朋友，而不适合高血压患者。

117

你已经不适合做夜猫子了

睡眠不佳是高血压患者的常见症状，而睡眠越不好，血压也就越容易高。血压和睡眠互为因果、恶性循环。所以，要想让血压平稳，必须要保证良好的睡眠。专家建议，高血压患者每天要保证7~8小时的睡眠时间，老年人可减少到6~7小时。

躺下来睡觉一方面在生理上可以让血压平稳下来，另一方面，也能消除身心疲劳，让人充分放松。劳累是加重高血压、甚至诱发高血压危象的重要因素，只有睡好了，疲劳缓解了，高血压的危险才能降低。

如果你原本有做夜猫子的习惯，经常加班、学习或娱乐到很晚才睡，一旦患上高血压，就一定要改变生活方式，培养健康规律的睡眠习惯，否则，睡眠不好，血压很难稳下来。

在睡眠上有以下几点需要注意。

1 熬夜有大害，一定要在晚上11点之前睡觉。

2 最好能睡到自然醒，不要上闹钟。形成规律后，人体会按照自己的生物钟来自然唤醒。

3 右侧卧位比较好，对心脏的压力较小。

4 保证卧室安静，空气良好，温度、湿度适宜。

5 床铺要舒适，软硬、高低适中，被褥不要太沉太厚，枕头不要太高。

6 穿着宽松的纯棉睡衣，不要穿紧身或容易起静电的衣服。

7 入睡前半小时不要再进行脑力劳动或娱乐活动，否则容易让人精神兴奋，难以入睡。

8 午后最好能小睡0.5~1小时，哪怕只是躺着闭目养神，也对弥补晚间睡眠不足、稳定血压有益。

娱乐过度，小心"乐极生悲"

　　适当娱乐能舒畅身心、丰富生活，让人心情愉悦，有利于稳定血压。如适度地看电视、看电影、唱歌、弹琴、跳舞等。但高血压患者有容易疲劳、适应性差、情绪容易激动的特点，所以，在从事这些活动的时候，要时刻提醒自己把握好"度"，否则，容易出现血压飙升、脑出血等"乐极生悲"的情况。

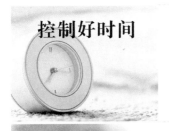

控制好时间

　　娱乐时间不可太长，避免身心疲劳。尤其是需要长时间站立或坐着的活动，如合唱、跳舞、打麻将等，应根据自己的身体情况控制时间，一般不要超过2小时。

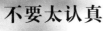
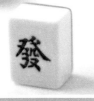

不要太认真

　　娱乐就是为了高兴和放松，一较真儿，心态就容易失衡，所以，一定要抱着"玩"的心态才好。不少人在下棋、打牌、打麻将、唱歌、跳舞时过于认真，非要分个输赢高低，一会儿狂喜，一会儿赌气，这样的娱乐就太伤人。

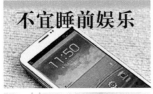

不宜睡前娱乐

　　睡觉前1小时不宜进行K歌、跳舞等过度兴奋的活动，长时间看电视、电脑或玩手机，也会造成身体疲乏、大脑兴奋，均不利于夜间血压的稳定。

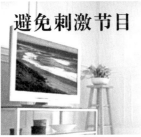

避免刺激节目

　　平时避免看场面过于刺激、情节过于紧张的节目，如含有恐怖、暴力、血腥、悬疑、情色、灾难、悲情等元素的影视节目。多看一些轻松愉快的节目，如喜剧片、家庭伦理剧、娱乐节目等。但也要注意控制情绪，避免过于激动。

高峰时段尽量别去挤公交

提起大城市的交通，大家都会想到"拥挤"这两个字。尤其是在上下班的高峰，公共汽车、地铁里人满为患，等车的站台拥挤不堪，上下车人群推搡，车厢里更成了闷罐头。一般人都常常感到疲惫、焦躁、烦闷，更何况是高血压患者，时间一长，血压就直往上蹿，万一站立不稳再摔一跤，可真是得不偿失。

另一方面，血压高的人往往性格急躁易怒，在拥挤的人群中经常会发生一些不快的小事。常有报道说，公交车上发生争吵后有人晕倒，甚至猝死，大多是由于血压骤升引发脑出血或心脏病所致。所以说，在拥挤的人群中，高血压患者是容易受到伤害的弱势人群。

避免伤害的方法就是尽可能远离拥挤、嘈杂，特别是在上下班期间，能走路或骑自行车，就别去挤公交，既绿色环保，还能锻炼身体。

和"惊心动魄"说再见

一旦患高血压，就要开始学会保护自己，保护心血管，该和那些"惊心动魄"的事情说再见了！

"惊心动魄"是让人惊骇紧张到极点的感觉。人处于此状态时会过度兴奋，导致血管收缩、心跳加快，这对于高血压患者来说，容易发生脑卒中。一部视听震撼的3D大片，一次现场直播的世界杯决赛，一段激动人心的丛林探险……让人紧张、惊叫、疯狂，过后又会备感疲劳、全身无力、头晕眼花、站立不稳，不少意外就发生在这个时候。

尤其是参加或观看竞技体育比赛，突发意外最多。建议高血压患者要放松心态，少看紧张的现场比赛或直播，可以在得知结果后再看重播，就不会那么激动了。如果一定要看现场比赛，需事先服药或随身携带急救药。

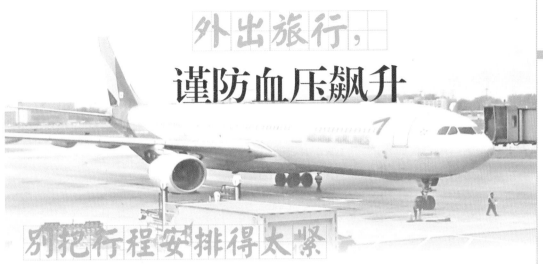

外出旅行，谨防血压飙升

别把行程安排得太紧

现代人已经把旅游当成了生活的一部分，高血压患者当然也愿意出去观光、散心。但外出旅游时，生活规律被打乱，周围环境变化很大，有时还有黑白颠倒的时差，加上旅途劳顿、精神紧张等，都会让血压产生较大的波动。

在出行方式上，老年人选择跟团游的比较多。跟团游的优点是：自己完全不用操心，由旅行社全部安排好行程食宿。但也有行程安排过紧、人员嘈杂等缺点。尤其是行程安排过紧，起早贪黑，休息不好，高血压患者会因此加重疲劳、失眠、头痛、紧张等问题，不仅血压不容易控制，还易出现心绞痛等严重问题。所以，跟团游的话，建

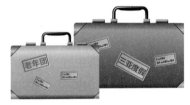

议高血压患者选择配有医生的老年团，或带有1~2天自由活动时间的半自助团，这样在行程和时间安排上会比较宽松，不会太紧张。

现在也有不少人热衷于自助游，在网上订好车票、机票、酒店，自己规划好线路就可以出发了。这种方式自由随性，轻松不少，缺点是人生地不熟，有时会发生意想不到的情况，让人紧张、着急，结果血压一下就上去了。所以，自助旅游的话，建议高血压患者采用一地多日的度假式玩法，减少旅途中可能发生的意外。

乘坐交通工具有讲究

在出门旅游前，要先控制好自己的血压，如果血压太高，就不宜出行。

外出旅游一个比较大的危险是在旅途上。一般要长时间乘坐不同的交通工具，所以，高血压患者要根据自己的血压控制情况，来做好选择。选错了交通工具，可能会加重高血压，后面的旅程就全"泡汤"了。

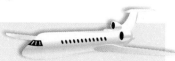

飞机

飞机起降时的重力变化、气压变化以及机舱狭小的空间等对人体会产生一系列影响。血压控制不佳时，心脑血管意外的发生率明显增加。对于重度高血压、妊娠高血压、脑血管意外病后2周内、心肌梗死病后1个月内的患者，严禁乘机。此外，近期血压起伏大、心功能低下、高龄（80岁以上）、合并糖尿病患者及肾脏损害或尿蛋白的患者，最好征得医生同意再乘机。

火车

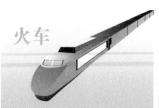

火车卧铺或软卧比较宽敞舒适，可以自由活动，没有压力变化，速度也不慢，适合高血压患者乘坐。但需注意，卧铺尽量不要睡上铺，爬上爬下很危险。

汽车

不论是大、中、小型汽车，乘坐时尽量坐前排，不要坐后排，以免颠簸。如果晕车的话，高血压和晕车反应会叠加，非常难受，应自带晕车药。

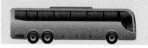

轮船

不经常坐船的人一般晕船反应较大，一旦晕船，血压也会升高，使头晕的感觉叠加，感觉天旋地转、站立不稳。如果赶上风浪，可能还会发生呕吐等问题。必须坐船的话，选择较大的海轮好一些。

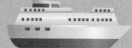

这本书能让你稳定血压

海拔越高，危险就越大

高血压患者最好不要去海拔太高的地区旅游。

随着海拔的升高，空气中的氧气含量逐渐下降，一般到了海拔3000米时，大多数人会出现轻度的头痛、气喘、胸闷、乏力、头重脚轻、走路绵软等高原反应。4000米时，大多数人会出现严重的高原反应，5000米是生命的禁区，不宜长时间停留。

初上高原时，机体对缺氧会产生应激反应，为了提高血氧含量、调整身体状态，心脏会加大排血量，造成血压升高。所以，血压正常的人在进入高原时，往往也会心脏负担加重，血压升高，这叫"高原性高血压"，一旦回到平原地区，血压就又恢复正常。

对于平时血压就偏高的人，进入高原会使血压更高，而且高山或高原地区天气寒冷多变，容易导致全身血管收缩，也会加大脑卒中的风险。

早期轻症高血压患者只需注意睡眠充足、防寒保暖、避免提重物、动作轻缓，配合一些镇静剂，血压多可得到控制。而对于中重度高血压患者，尤其是高血压合并动脉硬化、心肌肥大、肾病者，则不宜去高原地区，以免发生心脑血管意外。

在旅途劳累的外因作用下，猝死的情况也时有耳闻。所以，高血压患者去的地方最高不要超过4000米。

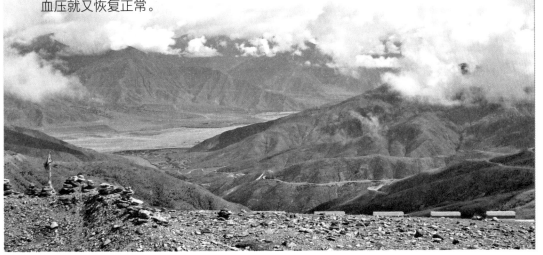

温泉、桑拿，适可而止

温泉是冬季人们最爱的去处，而桑拿也是不少酒店的招牌服务，但对于高血压患者来说，泡温泉和蒸桑拿一定要适可而止。

泡温泉时，人体受到水温和水压的双重刺激，会使血液循环加快、心脏负担加大，导致血压波动，高血压、冠心病等心血管疾病患者容易出现头晕甚至脑卒中、心肌梗死等意外。如果是在室内温泉，湿热低氧，会感觉更加憋闷甚至出现心悸、昏厥。而室外温泉冷热交加，血管要承受温度的剧烈变化。所以，泡温泉时要注意以下事项：

控制时间：每泡5~10分钟出水坐一会儿，全程不要超过30分钟。

控制水温：水温不宜过高，38~40℃比较适合。

深不过胸：不要让水面高于胸部，以减轻对心脏的压力。

缓慢出浴：出浴时体位及温度改变都较大，容易导致脑供血不足，如果动作太快，容易出现头晕、头痛，严重者易晕倒。因此起身时应谨慎缓慢。

及时补水，随身带药：避免脱水引起血液黏稠度增加。随身带着急救药以防万一。

注意保暖：防止冷热交替过大，随时裹好大浴巾，预防感冒。

患有高血压、冠心病的患者最好不要蒸桑拿。

桑拿房一般空间很小，空气湿度极大，含氧量很低，温度超过40℃，在这样高温高湿的环境里，即便是身体健康的人都会感到心跳加速、胸闷气短、呼吸不畅，更不要说有心血管疾病的人了。而且，由于蒸桑拿时出汗过多，会造成人体脱水、血液黏稠，形成血栓的可能性增加。所以，蒸桑拿很容易诱发心肌梗死、脑卒中等危险。

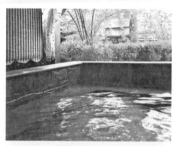

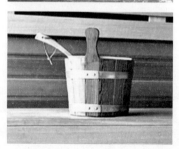

这本书能让你稳定血压

有些娱乐，看别人玩也挺好

旅游中常常会有一些刺激性比较大的游乐项目，如过山车、高空跳伞、潜水等，患高血压及心脏病的人最好不要去尝试。不少高血压患者觉得好不容易来一次，好奇心高涨，哪怕先吃降压药，也要去参加这些刺激项目，这是非常危险的。高速的旋转、下落等体位变化，压力的骤变以及内心的惊恐、紧张等，非常容易引发心血管意外，甚至有生命危险。

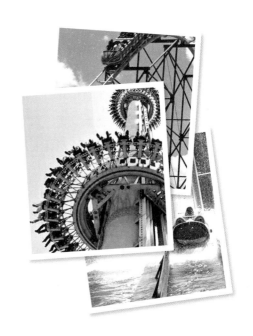

拿生命去游乐不值得。看看别人玩其实也是一种娱乐，轻松又安全，顺便帮别人拍张照，不亦乐乎！

单独行动未必是个好主意

有人觉得一个人的远行很浪漫，也有人是因为找不到合适的同伴而选择独行，但如果你有血压高的问题，那么，独自旅行未必是个好主意。我们知道，出门旅行本来就比平时精神紧张，还可能会遇到各种意想不到的突发情况，如坐错了车、走错了路、找不到目的地、赶不上飞机、订好的房间突然出状况、丢了东西，等等，都容易让人着急冒火，血压飙升。一旦出现心血管意外，没有熟悉你情况的人在场，很容易错过最佳的急救时间。所以，尽量不要独自旅行，还是约亲友熟人同行比较安全。即便是跟着旅行团，也要注意和同团人在一起，不可单独一个人行动。

长途旅行要预防便秘

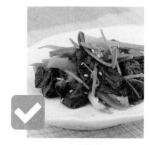

经常外出旅行的人都会有一个体会，就是很容易出现便秘的状况。这是由于长途旅行打乱了日常生活规律，无法保证固定的排便时间，再加上外出时精神紧张、旅行过度疲劳、乘坐交通工具的时间过长，或外出饮食结构的改变等，平时没有便秘的人，也容易引起一时性的便秘。

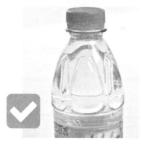

便秘对高血压患者来说是一个危险因素，会造成腹胀腹痛、食欲减退、睡眠不安，排便费力时易造成头晕头胀，还有可能诱发脑卒中。

如果出现便秘，排便时高血压患者千万不要过分用力屏气，以免血压急速上升，出现危险。旅行中的便秘应以预防为主，按以下的方法做，对防治旅途便秘很有效。

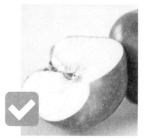

多吃蔬果：尽可能多吃高纤维的蔬菜和新鲜的水果，少吃辛辣、油腻、热性大的食物。在蔬菜中，菠菜、韭菜、黑木耳、海带、甘薯等通便效果好。在水果里，苹果、香蕉都是高效的通便食物，可以适当多吃。

多饮水：不少人觉得在旅途中上厕所很麻烦，就不愿喝水，这很容易造成大便干结。如果有条件，喝些蜂蜜水有通便效果。

吃些酸奶：酸奶有调整肠道菌群的作用，可有效改善便秘问题。酸奶中加些蜂蜜，口味更好，通便效果也更棒。

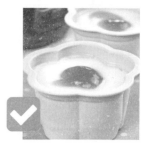

备些通便药：如果以往旅途中经常发生便秘，最好带些通便药，一旦上述的饮食法都没有用，还是出现了便秘问题，吃些麻仁润肠丸、口服果导片等，可以起到及时调理的作用。

忘了什么都别忘了降压药

　　高血压患者在出门远行前，先把需要带的药给整理一遍，千万不要落下。出门前，最后再检查一遍，确认把药放在随身携带的小包中，而不要放在行李箱中托运。在旅游途中，药不离身，以备不时之需。

常规药： 平时天天需要吃的降压药是必须带的，这是保障血压平稳的基础。

急救药： 人在旅途中，血压很容易由于各种外在因素升高，尤其是合并冠心病者，遇到着急、劳累或激动等，都可能引起胸闷、胸痛、心悸，甚至心绞痛等症状，此时，需要急救药出马。可以根据自己的情况或医生的建议，带一些硝酸甘油片、硝苯地平或速效救心丸等。

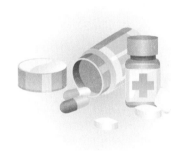

旅行中不要做这些事

搬重行李： 像搬运很重的行李箱这种突然发力的动作尽量不要做，让周围的人帮忙吧。

勉强游览： 如果感觉疲劳、体力跟不上、身体不舒服，一定要停下来，哪怕放弃部分景点，受些经济损失，也要保证休息。尤其是登山游览时，切不可勉强登山，攀爬险峰、挑战自我、与人比赛更为不宜。

性生活： 外出旅行时比较疲劳，休息和睡眠不足，血压本就容易升高，若再加上性生活，会加大心血管负担，易出现脑出血等意外。所以，高血压患者旅途中要尽量减少性生活。

与人争执： 高血压患者本来性格就比较急躁，外出人多时难免会有些争端，要尽量让自己平和一些，避免争执。

要记得经常监测血压

选择方便适用的血压计

现在社会上主要使用的血压计有3种，水银式血压计、电子血压计（臂式、腕式）、弹簧指针式血压计。

水银式血压计在医院普遍使用，测量准确度高，但需要一定的操作及听诊技巧，一个人在家里很难完成自测，还要麻烦他人，不够方便，也不容易长期坚持。腕式电子血压计和弹簧指针式血压计准确度不是很可靠。综合考虑各种产品的方便性、易用性和准确性，家庭自测血压建议使用经国际认证的上臂式电子血压计，这也是2010年《中国高血压防治指南》中的推荐。

贴心提示

在购买血压计时，注意选择经过国际认证的合格产品。国际认证有以下3种：

- 英国高血压学会标准（BHS）
- 美国医疗器械协会标准（AAMI）
- 欧洲高血压学会标准（ESH）

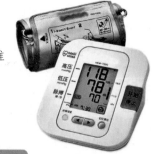

 上臂式电子血压计

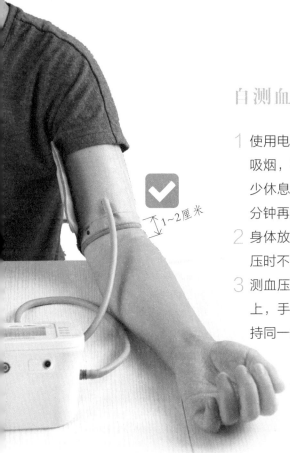

1~2厘米

自测血压的基本要求

1　使用电子血压计测量血压前半小时内，不要吸烟，不要喝咖啡、茶，在安静的环境中至少休息5分钟以上。如运动后则必须休息30分钟再开始测量。

2　身体放松坐在椅子上，背部自然挺直，测血压时不讲话，不活动肢体，保持安静。

3　测血压时肘部不能离开桌面，手心要自然朝上，手部不可翘起或用力。袖带应与心脏保持同一水平。

4　袖带下缘应距肘窝 1~2 厘米，标记布置于手臂内侧，空气管正对着手掌的中指。袖带应松紧适度，以能插入两根手指为宜。

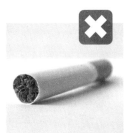  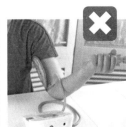 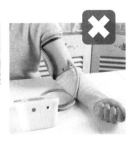

贴心
提示

● 如发现血压有异常，应过一会儿重测，而不要立刻在同侧手臂重测。
● 两臂血压有些差异是正常的，一般在10毫米汞柱以内，以高的那侧为准。如果两臂高压差异大于20毫米汞柱，则存在大动脉炎等病症的可能性。
● 高血压患者监测血压，最好做到固定时间、固定部位、固定体位测量，并将测量结果记录保存，以便对照。

自测血压的时间和频率

在观察和治疗阶段，需要监测1周的自测血压值，以指导药物治疗。如改变治疗，则需自测血压2周，用2周血压平均值评估疗效。

监测1周血压时，可按下表填写完成。每天早晚各测1次，每次测3遍，取平均值。连续测量7天，最后计算7天的平均值。

测量日期	测量时间	高压/低压（毫米汞柱）
第1天	早6~9点	
	晚6~9点	
第2天	早6~9点	
	晚6~9点	
第3天	早6~9点	
	晚6~9点	
第4天	早6~9点	
	晚6~9点	
第5天	早6~9点	
	晚6~9点	
第6天	早6~9点	
	晚6~9点	
第7天	早6~9点	
	晚6~9点	
计算平均值		

如果高血压已经得到控制，处于稳定阶段，建议每周自测血压1次。如血压未控制，或血压波动较大，则建议增加自测血压频率，如每天早晚各测1次，或每周自测几次。

自测血压不准的常见原因

姿势不正确： 测量血压时坐的姿势没有保持一种舒适、放松的状态，或袖带和心脏位置没有保持水平。

衣服太厚： 隔着厚衣服测血压，再好的血压计也难以精准测量。

没有休息： 有些人在测量血压前没有充分休息，或处于刚刚活动完、刚吃饱饭的状态，此时测血压也容易不准，应安静30分钟后再测。

半夜测压： 一个人从睡眠状态转到清醒状态时，血压往往会明显升高，半夜起来测出的血压值往往不准。

贴心提示

一般情况下，家庭自测的血压值比在医院测量的血压值平均偏低5毫米汞柱左右。这是由于家庭自测时比较平静、放松，不少人一到医院就精神紧张，容易测出血压偏高，又被称为"白大褂高血压"。所以，家庭自测实际上更准确一些。如果在家自测血压＞140/90毫米汞柱，就应引起重视。

这本书能让你稳定血压

降压枕到底靠不靠谱

中医认为"头凉脚热"是身体健康的原则，特别是肝阳偏亢的高血压患者，头热的问题比较严重，因此也易出现头晕、头痛、失眠等现象。降压枕中一般会填入一些具有降压作用的药材，每晚枕着这样的枕头睡觉，可以达到调理气血、降压除烦等作用。高血压患者在坚持服用降压药的同时，辅助睡降压枕，对稳定血压非常有益。

荞麦皮枕

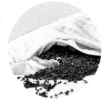

荞麦皮枕冬暖夏凉，有清热毒、降血压的作用，对失眠、多梦、头晕、耳鸣、偏头痛、颈椎病等都有一定的疗效。

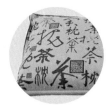

茶叶枕

收集喝剩的茶叶渣（绿茶、苦丁茶最佳），晒干，制成药枕。此枕有平肝降火、清脑明目的作用，适合肝阳上亢型高血压。

菊花枕

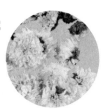

将晒干后的白菊花（杭白菊最佳）制成药枕，有疏散风热、平肝明目、清热解毒的作用，适合肝阳上亢型高血压兼有头痛者。可以白天喝菊花茶，然后将喝剩的白菊花充分晒干再做药枕，物尽其用。

此外，决明子与菊花搭配、桑叶与菊花搭配、夏枯草与荷叶搭配、绿豆与黄豆搭配等制成的药枕，对肝火上炎、肝阳上亢型高血压都有一定的效果。

贴心提示

药枕要坚持长期使用，一般每天枕至少6小时，2~3周后开始见效。

高血压患者不宜睡太高的枕头，否则易使血压升高，所以，药枕不宜做得太高。此外，药枕的用布应透气性较好，以利于药性的挥发。最好是棉布或纱布，而不要用尼龙、化纤布料。

药枕要经常在阳光下晾晒，以保持干燥、卫生，避免生虫。

没事的时候不妨梳头浴面

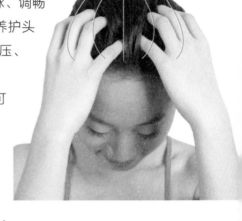

梳头可促进头部血液循环，起到疏通经脉、调畅气血、调节大脑神经、刺激皮下腺体分泌、养护头发等功能，对治疗眩晕、头痛、失眠、高血压、动脉粥样硬化等疾病均有较好的疗效。

除了早晚用梳子梳头外，没事的时候也可以用手指梳头。用指腹（头痛时也可以用指尖）从前发际处向后梳理，按压头皮，用力适中，每次2~3分钟。然后再用指腹轻轻叩敲头皮3~5分钟。经常这样做，可开窍醒脑、缓解头痛、眩晕等不适，有助于控制血压。

高血压患者经常做干洗脸的动作（也叫浴面），也可起到辅助降压的效果。

1 搓热双手，用指腹（或手掌）从前额中心向太阳穴方向推擦，反复20~30次，再反复按揉两侧太阳穴，可缓解眩晕、头痛。

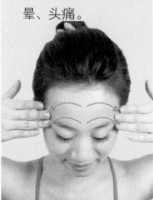

2 用手掌推擦面部，反复20~30次。方向是由下向上、由内向外，可调通面部气血，醒脑安神。

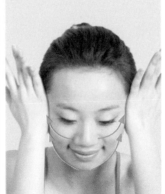

3 用大拇指按住太阳穴，做轮刮眼眶的动作，反复20~30次。可健脑明目，缓解头痛、眼睛干涩等症状。

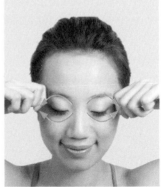

睡前泡泡脚，胜过吃补药

　　用热水泡脚是中医养生的优良传统。每晚临睡前泡泡脚，可以使人体足底的反射区得到良性刺激，起到温煦阳气、活化气血的作用，对消除疲劳、促进睡眠特别有利。对于高血压患者来说，热水泡脚能让血管舒张，改善末梢循环，起到降低血压、缓解头痛的作用。

泡脚时应该这样做

1 水温控制在 30~40℃ 为宜,不要太高。凉了不断加热水，或用可以调节温度的电子足浴盆。

2 每次泡脚时间为15~30分钟。

3 水量不宜太少，至少要没过脚踝，能泡到小腿肚更好。

4 以微微出汗为度，切忌泡得大汗淋漓。

5 高血压患者可以适当加些药材，如菊花、桑叶、桑枝等。一般取 20~30 克，煎煮取液后泡足，对降压有一定的辅助疗效。

贴心
提示

泡脚的注意事项

● 泡脚要注意卫生，专盆专用，不要共用脚盆和擦脚毛巾。

● 如果同时合并有糖尿病，一定要控制好水温，以免造成烫伤，诱发糖尿病足。

● 有急性感染性疾病、出血性疾病时，不宜泡脚。皮肤有新的破损时不宜用中药泡脚。

● 中药泡脚只能起辅助治疗作用，千万不要把它当作主要疗法，以免耽误病情。

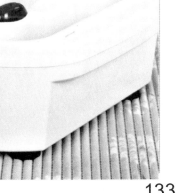

晨起喝一杯温开水

经过一晚的睡眠，人体丢失了大量水分，清晨时常处于干渴状态，血液黏稠度较高，血液循环容易发生障碍。上午9~10点是高血压患者发病的高峰时刻，其中，脑血栓所占比例很高。

高血压患者如果清晨起床后，能马上喝一杯温开水，就可以起到利尿、稀释血液、帮助通便等作用，大大降低清晨发生脑血栓的危险。所以，建议高血压患者养成清晨喝一杯水的习惯。

高血压患者起床时要分三步（详见本书第108~109页），在第2步或第3步时，喝下这杯水，是最适宜的时机。

清晨的这杯水以温白开水最宜，不要喝凉水。如果能有贴心的家人给倒好，把水杯放在床头，当然是最理想的。

需要自我照顾时，可以这样做：床头柜上放一个保温杯，一般晚上倒入95℃的水，6~8小时后，水温可在30~40℃，清晨起来喝，温度刚好。如果半夜起来想喝水，温度也可以。

如果没有保温杯，可以在床头放半杯凉白开，外加一个袖珍热水瓶，清晨兑一些热水，也比较方便。

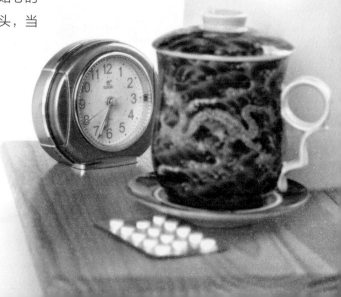

这本书能让你稳定血压

困了累了就小睡片刻

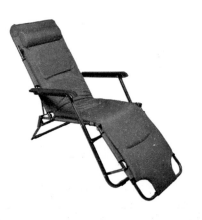

高血压患者如果过度疲劳，容易诱发脑卒中。所以，在感觉疲劳困倦时，应该把身体放平，小睡片刻，能让血压平稳下来。

这里特别要提醒的是在职场打拼的高血压患者，夜晚睡眠不好加上白天工作劳累，往往会出现疲惫乏力、头昏脑涨的现象。此时，一定不要勉强支撑，即便没有条件平躺下来，也要尽量坐或半躺下来，把腿抬高，闭目养神一会儿，对降低血压、避免意外十分有利。条件允许的话，也不妨在办公室备上一个折叠躺椅。

用温水洗漱，免受寒冷刺激

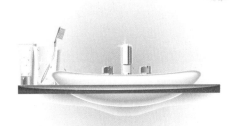

高血压患者意外发生最多的时间、地点，就是清晨时的卫生间，大多数都是在洗漱时发生脑卒中摔倒。这一方面是由于清晨是血压的高峰时段，另一方面，洗漱时的冷热刺激也是一个诱因。

高血压患者最怕冷刺激，过冷的水会引起血管骤然收缩，使血压升高，而冷热交替会使血压大幅波动。所以，在洗脸、漱口时注意要用温水，以30~40℃为宜。尤其在比较寒冷的季节，高血压患者要尽量减少接触冷水的机会。

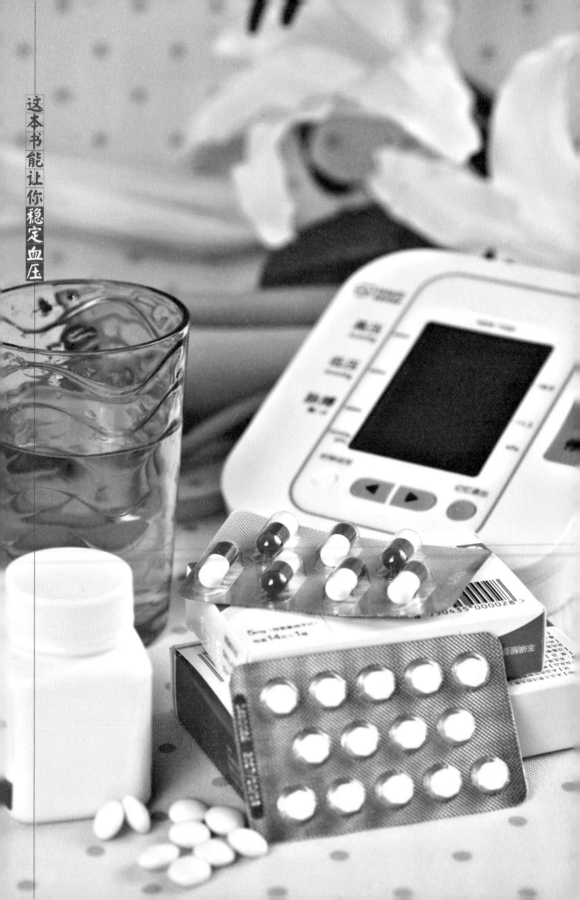

这本书能让你稳定血压

第四章

选用降压药，
安全平稳最重要

　　降压药的种类很多，患者情况也因人而异，具体如何选用降压药需要专业医生给予细致的指导，本书无法提供直接的治疗方案。本章的重点是了解不同药物的作用，以及如何在日常生活中遵照医嘱，观察药物的效果，并及时反馈给医生。

使用降压药，不要太随意

别真拿自己当大夫

不少高血压患者看了几本医学书或养生书后，就开始给自己开药了，或者听到别人用哪个药效果很好，自己也跟着用。要知道，高血压有很多类型，可以说每个人的病情都不会完全相同，从病因到症状差别很大，再加上患者自身的体质差异、年龄差异、其他疾病的影响等，用药也是千差万别。

这样需要专业知识和临床经验的事情，一定要信任医生，让医生去判断、指导用药，千万别拿自己当大夫，以为自己全都懂，一旦用药类型不对或搭配不合理，不仅无法取得降压效果，还可能发生不良反应危害身体，得不偿失。

另一些患者是完全不重视或讳疾忌医，认为高血压很普遍，没什么了不起，也没有太多不适，根本不需要吃药治疗，该怎样生活还怎样生活。这种态度会加重疾病的发展，到了出现严重并发症时，悔之晚矣。

对于临界或轻度高血压患者来说，可以不急于吃药控制，但一定要通过调理饮食、适度运动等生活方式的改变来加以控制。而在无法得到控制的情况下，用药还是必要的。

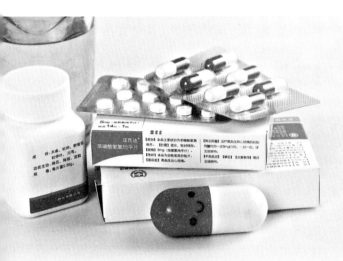

没有症状
不代表
就能停药

没人愿意整天吃药，因此，不少高血压患者，由于天气变暖或治疗效果比较好，血压稳定下来了，也没有头晕、疲乏、失眠等不适症状了，于是就自作主张，在没有征得医生同意的情况下，自己就停药、减药量或换药了。他们认为，降压药可以在有高血压症状的时候吃，没症状就不用吃了，这是把降压药当成急救药了！

这种做法是相当危险的。尤其是平时血压控制不太好的人，如果血压降下来不久就停药，血压很容易出现"报复性反弹"，比原来还高、还难控制。如原来吃一片药就能解决问题，停药反弹后，仅用一片药可能就难以解决问题了。有些停药者血压会出现大幅度波动，引发心绞痛、脑卒中等严重并发症。

一般来说，夏天血压相对秋冬季节会较低，可以适当减药量。如果是血压平稳已达2个月以上，甚至血压已经偏低者，也可以减药甚至停药，但这些都应由专业医生来指导和确认，减哪些药，减多少，都是因人、因症而异的，千万不要自己做决定。

贴心提示

早期用药须谨慎

高血压是一个基本上需要终身服药的疾病，一旦开始服药，就很难再完全停下来。所以，早期轻度高血压时，用药须谨慎一些，不要急于用药。这是因为不论哪种类型的药物，长期服用的话，都可能会给身体带来一定的不良反应。只有在非药物治疗持续一段时间之后，如果血压仍然控制不好，再决定是否使用药物治疗。

139

保持耐心，莫让血压降太快

很多患者只要发现血压一升高，总急于在最短的时间里把血压降下来。其实，血压降低应平缓，一味地追求"快"也是有危险的。降压过快时，会使脑组织血流量不足，从而导致缺血性脑血管病发生，反而加重头痛、眩晕等症状，严重者还可诱发脑梗死。

血压是动态变化的，受多种因素影响。特别是在天气多变的季节，高血压患者最容易出现血管收缩导致血压升高，此时如果急于把增高的血压迅速降至理想水平是不现实的，容易造成机体不适应，出现其他疾病和症状。

高血压患者应该多一点耐心，不要急，理解降压要有一个过程，能让血压缓和下降、保持平稳、减轻症状、延缓及预防并发症的发生，才是安全用药的原则。

睡前不要服降压药

很多高血压患者有晚上睡前服降压药的习惯，他们担心晚上睡着后血压突然升高发生意外，或认为服药后血压下降，可以睡得安稳。其实，这样做更容易发生脑血管意外。

人体处于睡眠状态时，血压一般可自然下降20%，半夜2~3点降至谷底。许多降压药物的血药浓度是在服药后2小时达到高峰值，若在睡前服药，两者的作用合在一起，就容易导致血压骤然下降，可能出现脑缺血。对中老年人而言，易使血液凝集成血栓，加上血管硬化、管腔变窄，容易发生脑梗死、脑血栓等意外。

通过研究人体一天中的血压变化规律，建议服用降压药物的最佳时间应在血压高峰期前的半小时左右（血压高峰期参见本书第21页"血压24小时生理波动示意图"），对平稳血压最为有利。

读懂降压药，降压才能更安心

你应该了解的常用降压药

药物治疗的目的是通过降低血压，有效预防或延迟脑卒中、心肌梗死、心力衰竭、肾功能不全等并发症的发生；有效控制高血压的疾病进程，预防急性、亚急性等重症高血压的发生。

现在常用的降压西药主要有六大类，包括利尿剂、钙通道阻滞剂（CCB）、β受体阻滞剂、血管紧张素转化酶抑制剂（ACEI）、血管紧张素Ⅱ受体拮抗剂（ARB）和α受体阻滞剂，以及由上述药物组成的固定配比复方制剂。每一大类降压药的药理机制大体相同，不良反应也类似。不同类型的降压药，其适应证及降压强度、不良反应有所不同。了解这些药物的基本常识，才能做到心中有数，更好地配合医生。

贴心提示

哪些人需要药物治疗

 通过改变饮食、运动等生活方式，6个月后血压仍持续居高不下者。

 就医偏晚，已经发生心脑血管并发症、肾脏损害、糖尿病的高血压患者。

 2级（中度）以上高血压患者（血压超过160/100毫米汞柱）。

141

1 利尿剂

利尿剂价格便宜，降压温和，效果明确，是轻中度高血压的一线用药和联合用药的基础。

药名	呋塞米、吲达帕胺、氢氯噻嗪等
适应证	轻中度高血压，尤其适合老年人单纯收缩期高血压，以及合并有心功能下降的高血压患者
降压机制	通过增加尿量，减少血容量来达到降压目的，作用较缓和，服药2~3周后，可比较稳定地发挥降压作用
不良反应	引起低血钾、低血钠，尿酸升高，导致疲乏无力、痛风或高尿酸血症，甚至引起血脂和血糖升高，使血液黏稠，诱发心绞痛等，故服用时应适当补充钾

2 钙通道阻滞剂（CCB）

此类药也叫钙离子拮抗剂。起效快，降压效果明显，不良反应也较小，应用广泛。

药名	硝苯地平、氨氯地平、拉西地平等
适应证	适合高血压兼有动脉硬化、冠心病、心绞痛者
降压机制	通过减少钙离子对血管的收缩作用，使血管舒张、血压下降
不良反应	表现为面红、心悸，或者足、踝及小腿部水肿，偶有肝功能损害发生。快速型心律失常、心力衰竭者不宜

3 β受体阻断剂

此类药能降低神经兴奋性药，是降低血压、保护心脏的良药，对预防冠心病效果很好。

药名	盐酸普萘洛尔、阿替洛尔、美托洛尔等
适应证	适合高血压兼心绞痛、心肌梗死、快速性心律失常、慢性心功能不全者
降压机制	通过减慢心率、降低某些神经兴奋性而起降压作用，还可以减弱心脏的收缩力度
不良反应	可能引起心率过慢，诱发支气管哮喘，也可能使血糖或血脂升高。重症器质性心脏病且合并心力衰竭者、原来有哮喘病者，高血糖、高血脂及心动过缓的患者不宜使用，孕妇不宜

4 血管紧张素转化酶抑制剂（ACEI）

此类药能在降血压的同时，全面保护心血管，改善胰岛素抵抗，减少蛋白尿，避免并发症。

药名	贝那普利、苯那普利、卡托普利等
适应证	适合高血压兼动脉硬化、冠心病、糖尿病、心力衰竭及代谢综合征者
降压机制	通过抑制血管紧张素转换酶，阻断血管紧张素 I 向血管紧张素 II 转化（后者是缩血管能力很强的物质）来降低血压
不良反应	主要是干咳。原本有干咳或慢性支气管疾病者不宜服用，妊娠、高血钾、双侧肾动脉狭窄者也不宜服用

5 血管紧张素受体拮抗剂 (ARB)

此类药与ACEI类似，都对降血压及保护心血管、减少并发症有良好的效果。

药名	厄贝沙坦、氯沙坦、缬沙坦、替米沙坦等
适应证	治疗轻、中度原发性高血压
降压机制	通过直接阻断血管紧张素 II 的缩血管作用，达到降压效果
不良反应	与ACEI相似，但较轻

6 α受体阻断剂

此类药很少作为一线降压药单独使用，一般在高血压的联合用药中使用。

药名	特拉唑嗪、多沙唑嗪、哌唑嗪等
适应证	轻中度高血压患者适用，或兼前列腺增生、高血脂者
降压机制	通过阻断 α 肾上腺素受体，减少总外周血管阻力，从而使血压降低
不良反应	对血糖、血脂、代谢的影响较小，但首次用药可引起低血压，老年人慎用

药物治疗的四大原则

1 小剂量

初始治疗时通常应采用较小的有效治疗剂量，并根据需要，逐步增加剂量。

2 优先应用长效制剂

尽可能使用给药1次/天而有持续24小时降压作用的长效药物，以有效控制夜间血压与晨峰血压，更有效地预防心脑血管并发症的发生。如使用中、短效制剂，则需给药2~3次/天，以达到平稳控制血压的效果。

3 联合用药

可增强降压效果，又不增加不良反应，在低剂量单药治疗疗效不满意时，可以采用2种或多种降压药物联合治疗。

4 个体化

根据患者具体情况（如有无其他疾病、并发症及脏器损伤，不同疾病的药物是否冲突等）和耐受性及个人意愿或长期承受能力，选择适合患者的降压药物。

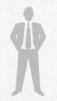

相关内容来自《中国高血压防治指南》(2010)，该指南由高血压联盟（中国）和国家心血管病中心组织近百位专家多次讨论编纂而成。

血压怎么变，用药就跟着变

降压药不是一成不变的，有些患者认为反正药物可以控制，就不再监测血压情况了。其实，降压药的品种和剂量都是要随着血压变化情况调整的，所以，吃药也别忘监测血压状况。

对大多数轻中度的高血压患者来说，可开始给予小剂量降压药物，经2~4周后，如疗效不明显，而不良反应少或可耐受，即可增加剂量。如出现不良反应或不能耐受，则改用另一类药物。

对于重度高血压患者，须及早控制其血压，可以较早递增剂量或联合用药。用药期间，除了要每天监测记录血压状况、不良反应外，还应遵医嘱按时去医院复查，做必要的化验检查，以了解靶器官健康状况和有无药物不良反应。

对于非重症或急症高血压患者，经治疗血压已被控制并长期稳定达1年以上，可以考虑尝试减少药物剂量，目的是为减少药物可能产生的不良反应，但以不影响疗效为前提。

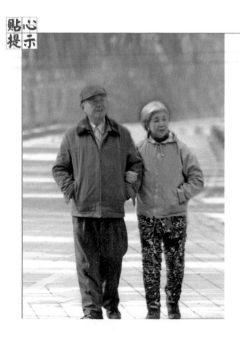

老年高血压患者的特殊性

一般老年人的血压都较中青年人偏高，而且，常表现出单纯的收缩期高血压，所以，对老年人高血压的标准也适当放松。

老年高血压患者的血压应降至150/90毫米汞柱以下，如能耐受可降至140/90毫米汞柱以下。

老年高血压降压治疗应强调收缩压达标，同时应避免过度降低血压。在能耐受降压治疗的前提下，逐步降压达标，应避免过快降压。对于降压耐受性良好的患者应积极进行降压治疗。

有时候需要联合用药

　　六大常用降压药可作为高血压初始或维持治疗的药物选择，并可联合使用。使用单一药物，有时降压效果不是很好，而且，有些药物有比较明显的不良反应，剂量增大时，不良反应也会增大。所以，联合用药的好处体现在两个方面：一是增强降压效果，二是减轻甚至抵消不良反应。

　　事实上，2级以上高血压为达到目标血压常需联合治疗。对血压≥160/100毫米汞柱、高于目标血压20/10毫米汞柱或高危及以上患者，起始即可采用小剂量2种药物联合治疗，或用固定配比复方制剂。

联合用药的六角形配伍

　　利尿剂可以分别与β受体阻断剂、ACEI、CCB、ARB联合使用。

　　β受体阻断剂可以分别与α受体阻断剂、CCB、利尿剂联合使用。

　　α受体阻断剂可以分别与β受体阻断剂、ACEI联合使用。

　　ACEI可以分别与α受体阻断剂、利尿剂、CCB联合使用。

　　CCB可以分别与ACEI、β受体阻断剂、利尿剂、ARB联合使用。

　　ARB可以分别与CCB、利尿剂联合使用。

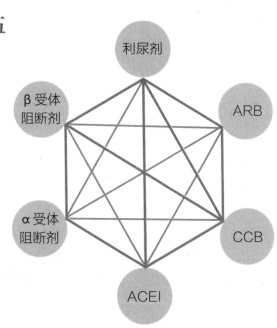

　　———— 表示这些药类可以组合配伍使用
　　———— 表示可能有效，但尚未形成共识

147

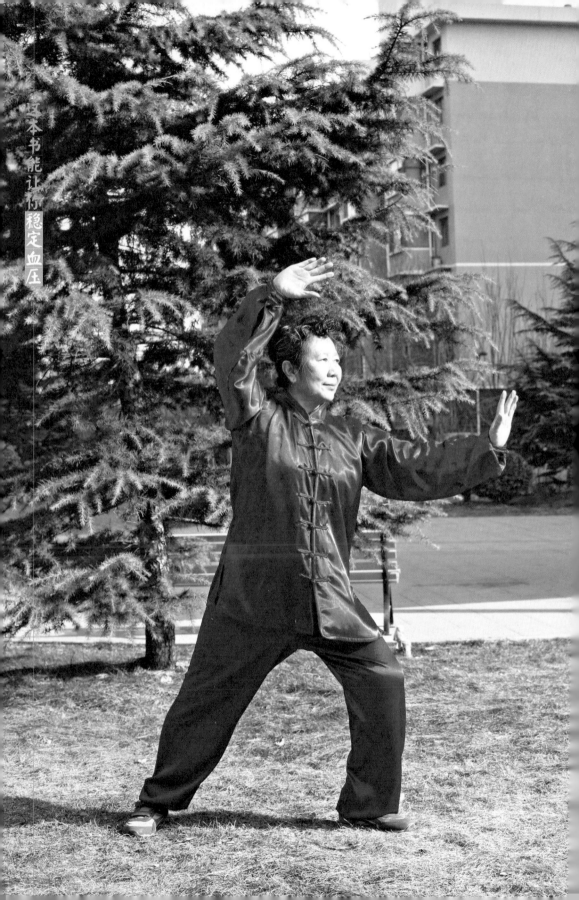

第五章

运动加按摩，
双管齐下稳血压

不少高血压患者因为怕发生意外而不愿运动，其实，适度地运动不仅可以降低血压，促进身体代谢，减轻体重，还能增强自身免疫力，改善不良情绪，提高生活质量。轻度高血压患者甚至通过适当的饮食加运动就可以使血压保持平稳，而不用依赖药物。另外，坚持对身体特定穴位进行按摩调理，对稳定血压也能起到积极的作用。

什么才是稳压的运动

运动的原则

临界、轻度、中度原发性高血压以及部分病情稳定的中度高血压患者适合运动

血压波动大且未能有效控制或出现严重并发症的重度高血压患者不宜运动

高血压患者应根据自己的年龄、体质、病情轻重来选择适宜的运动方法，量力而行。

1 宜选择低强度的有氧运动，如散步、慢跑、游泳，或动作舒缓轻柔的平衡运动，如太极拳、保健操、瑜伽等。

2 不宜选择运动量过大、激烈对抗、速度过快、身体摆动幅度过大、低头弯腰以及用力过度的运动项目，如足球、篮球、排球、网球、快跑等，避免做用力推、拉、举、翻滚等动作或憋气练习。

3 运动频率和强度要根据病情安排，一定要循序渐进，运动量应逐渐加大，而不要一开始即达预定量，也不能无限或突然加大运动量。能坚持运动才是最好的。

步行是最好的运动

步行是人类最佳的运动方式，也是最安全、最柔和、最宜高血压患者的运动。进行轻松、有节奏的步行，能改善全身供氧状况，放松紧张的神经，促进血液循环，缓解血管痉挛的症状，从而促进血压下降，稳定血压。此外，步行还有助于加速体内脂肪的消耗，降脂降糖，并能促进睡眠，提高免疫力。

步行方法

步行时挺胸抬头，步伐大小适中，保持一定的节奏。摆起手臂，也可适当拍打胸腹及腰背。

步行速度

中速最宜，即每分钟80~100步。以微微出汗、心率100~110次/分钟为宜。

步行距离

每天至少6000步，约4公里。

步行时间

一般一天1~2次，每次30分钟。以早饭30分钟后以及晚饭30分钟后进行较好。也可根据自己的身体状况，安排在全天的其他时间，少量多次进行。

注意事项

- 适合各类高血压患者，重症者不宜快走，速度、距离、时间可相应缩短。
- 最好在空气清新处步行，森林公园最佳，有专用步行道更好。雾霾天不要出行！
- 选择舒适合脚、柔软透气的鞋和袜。

慢跑，不只是跑慢些

慢跑可以促进人体血液循环，增强心肺功能，消除郁闷情绪，并消耗过剩的脂肪，改善人体代谢障碍，对高血压、高脂血症、糖尿病及肥胖人群非常有益。

慢跑方法

跑时步伐小一些，腿不要抬太高，让手臂自然摆动。前脚掌着地，而不要用脚跟着地。

慢跑时间

一周3~5次，每次跑15~30分钟为宜。最好在上午8~10点或下午4~6点进行，晚上不适合大运动量的运动。

慢跑速度

速度一定要慢，不要快跑。可先步行一会儿，再慢跑，然后再步行，交替进行。以不喘粗气、不觉头晕、能够耐受为度，心率120~130次/分钟为宜。

慢跑距离

每次跑3公里比较适宜。可由少逐渐增多，慢慢适应。

注意事项

● 慢跑适合中青年临界高血压及轻度高血压患者，老年人步行就足够了。血压居高不下及波动较大、控制不佳者不宜。

● 慢跑前要先做些准备活动，伸展肢体或活动一下膝盖、脚踝等关节部位，做个热身。

● 选一双轻便的运动鞋或跑鞋。

● 最好选择有塑胶跑道的场地，可减震保护，跑起来轻松不累。

超简单超有效的甩手操

甩手操是简单易做、对健康有益的锻炼法，长期坚持能让人精力充沛，身体轻松。简单的甩手动作会牵动周身的骨骼、关节和肌肉，改善全身的血液循环，起到活血化瘀、疏通经脉的作用，对缓解高血压的头重脚轻、手足麻木等症状非常有利。有脑卒中、半身不遂、心脏病的人也可经常做此锻炼。

甩手方法

双脚分开站立，同肩宽。要求两脚踏实，肩膀下沉。两臂同方向前后甩动，要尽量伸直不弯曲。

向后甩时要用力，向前甩靠惯性即可，不必用力。

向前甩时手到肚脐高度，向后甩时手到臀部高度为宜。

用力时要以腰带动发力，而不是只甩两臂，这样可以让全身更多部位参与运动。

甩手时，要心无杂念，集中精神，默数次数即可。

甩手时间

甩手可从200~300次做起，慢慢加量，做到2000次左右。可根据自己的身体状况来掌握时间、次数及速度。

注意事项

● 甩手操适合各种类型的高血压患者，没有时间和场地限制，随时随地都可进行。

● 重症患者控制一下时间和强度，以身体轻松、不觉疲劳为度。

153

一起来做伸展操

静态的伸展操可以通经活络，放松紧张的肌肉和神经，改善头昏脑涨、头痛、眼花、胸闷憋气等症状。适当的运动量对不宜剧烈运动的高血压患者非常适宜。

伸展操做法

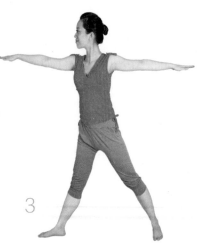

1 双脚并拢站直，手臂自身体两侧上举至头顶，交叉双手，翻转手心，尽力朝上伸展。

2 双脚分开站立，与肩同宽。踮起脚尖，手掌放开，每根手指都尽量向上伸展。

3 双腿尽量分开，双臂从身体两侧平举伸直，与肩同高，上半身同时向右转，眼睛看右手。

4 保持上半身及手臂姿势，右腿屈膝弓步，重心移到右腿上。左腿绷直，脚尖点地。

5 保持腿部姿势不变，手臂伸直上举过头顶，合掌，保持20秒。然后换侧再做。

注意事项

伸展操随时随地都可进行，动作以舒缓、柔和为宜。可根据自己的身体状况来控制动作幅度和次数，以感到轻松舒适为度。

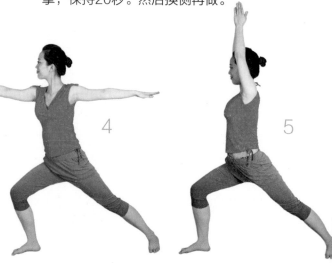

这本书能让你稳定血压

充分利用身边的健身器材

在各个公园、小区，我们经常会看到成套的户外健身器材。千万别小看这些看似普通的健身器材，它们都是比较适合中老年人进行的器械活动。善于利用我们身边的这些健身器材，对增加日常活动量、适度锻炼、舒缓紧张的神经非常有益。另一方面，和周围的熟人、邻居聊聊天，还能促进交流、疏解不良情绪。

但不是所有器材都适合高血压患者，要有所选择。

健身方法

太空漫步机、健骑机、太极转盘、拉伸器、扭腰机等器材都比较适合高血压患者。

健身时间

一般在上午或下午进行，每次30分钟。

注意事项

不要去使用需要过于用力的器材，或体位改变过大、需要翻滚的器材，如压腰器、仰卧起坐器、单杠、双杠、秋千等。

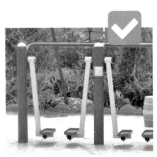
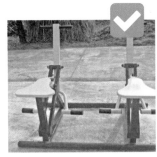
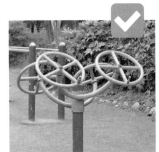
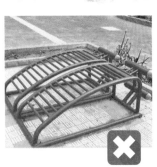
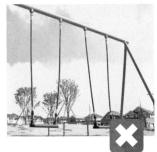
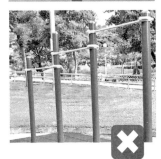

宁心静气
首选太极拳

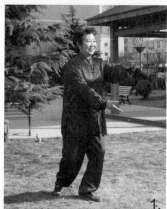

1.

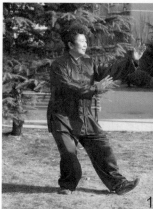

1

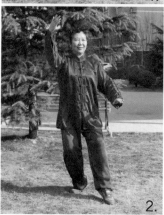

2.

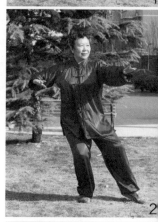

2

太极拳是在气功的基础上，结合不同流派的拳术演化而来的。它巧妙地融合了气功与拳术的长处，动静结合，刚柔相济，是我国独特的养生方法之一，尤其适合中老年人特别是高血压患者锻炼。

高血压患者不宜进行大运动量锻炼或剧烈运动，而太极拳动作舒缓沉稳，速度也较慢，能提高平衡性和协调性，在锻炼筋骨肌肉、活化气血的同时，还能起到宁心静气、调养精神的作用。

现在比较容易学习和掌握的是"24式简化太极拳"。即便做不下全套24式动作，只选择几个动作，对稳定血压也非常有利。

白鹤亮翅

1. 转体抱手：上体微向左转，左手翻掌向下，左臂平屈胸前，右手向左上划弧，手心转向上，与左手相对成抱球状；眼视左手。

2. 虚步分掌：右脚跟进半步，上体后坐，身体重心移至右腿；面向右前方，眼视右手；然后左脚稍向前移，脚尖点地，成左虚步，上体微向左转，面向前方，右手上提停于右额前，手心向左后方，左手落于左胯前，手心向下，指尖向前。

手挥琵琶

1. 跟步后坐：右脚跟进半步，上体后坐，重心移至右腿上，上体半面向右转。

2. 虚步合手：左脚略提起稍向前移，变成左虚步，脚跟着地，脚尖翘起膝部微屈；同时左手由左下向上挑，高与鼻尖平，掌心向右，臂微屈右手收回放在左臂肘部里侧，掌心向左；两手成侧立掌合于体前；眼视左手食指。

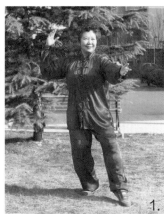

1.

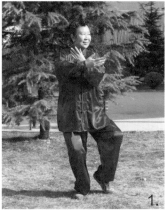

1.

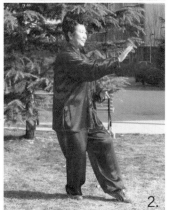

2.

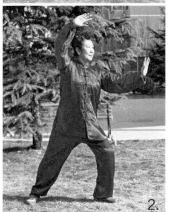

2.

高探马

1. 跟步翻掌： 右脚跟进半步，身体重心逐渐后移至右腿上；右勾手变成掌，两手心翻转向上，两肘微屈；同时身体微向右转，左脚跟渐渐离地；眼视左前方。

2. 虚步推掌： 上体微向左转，面向左前方，右掌经右身旁向前推出，手心向前，手指与眼同高；左手收至左侧腰前，手心向上；同时左脚微向前移，脚尖点地，成左虚步；眼视右手。

内通臂

1. 提手收脚、上步分手： 上体稍向右转，左脚微回收举步。同时两手上提。眼视前方。左脚向前迈出；左右两手分别向左前、右后分开；左手心向前，右手心向外。眼视前方。

2. 弓步架推： 重心前移，左腿屈膝弓成左弓步；同时右手上举，停于右额前上方，掌心斜向上，拇指朝下；左手由胸前慢慢向前推出，高与鼻尖平，手心向前。眼视左手。

注意事项

● 除了比较危重的患者，一般高血压患者均适合打太极拳。高血压患者可根据自己的体力和病情，控制动作幅度和时间长短。一般建议上、下午各做一次。

● 要做到心静体松：在思想上应排除一切杂念，不受外界干扰。在身体上，有意识地让全身关节、肌肉等达到最大限度的放松状态。在呼吸的控制上要自然、放松。

● 在熟练的基础上，尽量做到动作圆活连贯、虚实分明，"运动如抽丝，迈步似猫行"。

● 穿上宽松、吸汗、透气的衣裤，平底、柔软的布鞋，打太极最为舒适。

运动前，先了解一下注意事项

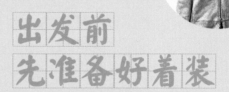

出发前，先准备好着装

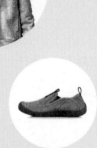

在运动之前，先检查一下自己的穿着。得体合适的穿着在运动中能起到支撑和保护作用，而不适当的着装常常会带来意想不到的危险。

衣着宽松，才能心态放松

应穿着宽松的衣裤，尤其是衣领、裤腰不要太紧。服装不能紧绷身体，这样会限制肢体的活动，人也容易感到紧张和疲劳。

吸汗、透气，纯棉VS速干衣

纯棉衣裤的吸汗、透气和保暖性能较好，适合运动时穿着。但如果是爬山、慢跑、长途步行等户外有氧运动时，还是速干衣裤更适宜，因为纯棉衣裤吸汗后不易干，如果有冷风一吹，很容易着凉，而速干衣裤可快速排汗，使身体保持干爽，即便下雨淋湿，也能很快干透，可用来抵御多变的天气。

冬季外出锻炼的3层着装法

冬季外出锻炼时，着装上一方面要防寒保暖，抵御冬季的严寒；另一方面要透气，及时排出运动时出的汗。不建议穿得过沉、过厚，或层层叠叠一大堆，这里介绍一种较为适宜的"3层着装法"。

第1层
内层排汗层

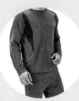

进行步行、做操等运动时，选择纯棉内衣即可。如果是爬山、骑车、慢跑等会出汗较多的运动，则最好选择速干型内衣。冬季运动后经常会觉得冷，因为身上出汗，浸湿了棉质内衣，无法快速排汗，这就加大了患感冒的可能性。速干型内衣能够迅速排汗，保持皮肤干爽，维持体温。

第2层
中层保暖层

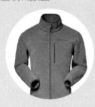

抓绒衣很适合体质弱的人锻炼时穿着。有的人认为抓绒衣属于化纤面料，穿着对皮肤不好，其实不然。抓绒衣使用的是一种新型的化纤面料，穿着抓绒衣时，聚集在衣服内的空气层可以达到隔绝外界冷空气与保持体温的效果。

第3层
外层阻绝防护

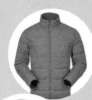

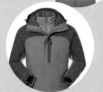

冬季第3层可穿件冲锋衣。冲锋衣能防风、保暖和透气，除了能够将外界恶劣气候对身体的影响降到最低外，还能够将身体产生的汗水及时排出，可避免汗水凝聚于中间层，防止其降低隔热效果，以抵抗外界环境的低温或冷风。 注意，劣质冲锋衣不仅排汗差，还有"捂汗"作用，不如不穿。

第3层也可以采用轻羽绒材质的服装，这样的衣服非常轻便松软，不影响身体活动，不会让人感觉沉重、疲劳，而且体积很小，携带方便，外出时带一件，可以应付气温的变化无常。

不同的类型，不同的运动方式

不同体质类型的高血压患者，运动强度和方式也有所不同。运动期间要随时测量血压，如发现一段时间的运动过后，血压一直在上升，那么要逐渐减少运动量，甚至停止运动。只有血压保持在较稳定的状态，才能顺利进行高血压的运动治疗。

肝火型

此类型者肝火旺盛，运动太过血压就升高，容易出现意外。所以，肝火型高血压较严重者不主张做太多运动，不过可以选择散步、太极拳、静坐、垂钓等静心的运动方式。

气虚型

以节奏较慢、强度较低的全身运动为主，如太极拳、匀速骑自行车、慢走等。这类患者往往可以通过缓慢的运动来提升和恢复身体里的正气，达到身体气血平和的状态。

痰湿型

年轻、肥胖者运动量可适当大些，可选择慢跑、游泳、爬山、保健操等。这类患者可通过运动来"助阳化湿"，以运动后血压变化不会太大、身体觉得清爽为度。

运动要分三阶段

第1阶段 热身

运动前进行5~10分钟的轻度热身活动，可避免出现拉伤、扭伤、摔跤等意外。

第2阶段 有氧运动

进行20~30分钟的耐力活动或有氧运动。要根据自身的体力、病情来控制运动量。

第3阶段 放松

放松阶段约5分钟，逐渐减少用力，使心脑血管系统的反应和身体产热功能逐渐稳定下来。

运动中不要快速摇头或跳跃

运动后不要马上洗热水澡

高血压患者切忌进行快速摇头或跳跃的运动。

高血压患者本来就容易眩晕，快速摇头的动作会加重眩晕感，容易引起脑卒中等脑血管意外。有一些锻炼颈椎的摇头动作，以及有些舞蹈会有快速摇头的情况，高血压患者要尽量避免。

跳跃也是不利于血压平稳的动作，轻度高血压患者还可适当跳跃，但如果是中、重度高血压患者则应严格禁止。如跳高、跳远、打篮球、打排球、打羽毛球、跳绳、花样滑冰、体操等均不适宜。如果跳舞的话，则要动作幅度小一些，避免大幅度摇摆、扭转、弹跳的动作。

高血压患者运动后不要马上洗热水澡。热水可导致肌肉和皮肤的血管扩张，血液大量涌向肌肉与皮肤，导致其他器官供血量不足，尤其是造成心脏和脑部等重要器官的供血不足。与此同时，运动后呼吸还未平稳，接着就进浴室，在空气不流通的情况下，大脑很容易缺氧。因此，运动后立即洗热水澡，常会出现头晕眼花、全身无力等症状，严重者还可引起虚脱休克、晕厥、心肌梗死、脑梗死等。

正确的方法是：运动后先休息30分钟，再选择温水淋浴冲洗，5~10分钟内完成。水温不要太高，以36~40℃为好。

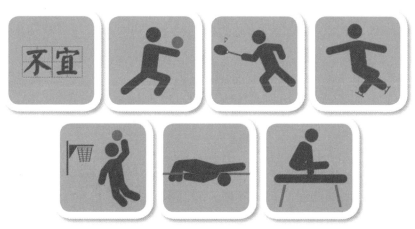

空腹或过饱，都别去锻炼

高血压患者切勿空腹或进食过饱后马上从事运动，尤其是较长时间的有氧运动，更应避免。

最佳的运动时间应在饭后1~3小时内，这个时段既非空腹，也非饱腹，血压、血糖都比较平稳，是比较安全的时期。

有不少老人早上起床以后就外出锻炼去了，等锻炼完再买好早点回家吃饭。这种在饥饿状态下的锻炼非常危险，清晨本来就是血压高、血糖低的时段，运动时很容易发生高血压、低血糖现象，导致头晕眼花，甚至突然摔倒，发生心脑血管意外。

而在刚刚饱食的情况下，全身血液要调动起来向消化系统集中，以保证更好地消化食物，此时心血管的负担本已加重，再运动的话会雪上加霜，还会影响消化功能。

如果一定要空腹外出的话，必须带上一些小零食，随时吃一些，别让肚子太空。过饱的时候不妨安静地坐一会儿或小睡片刻，对心血管能起到保护作用。

切勿出大力、流大汗

高血压患者运动时要以"适度不疲劳"为原则，要循序渐进，不能急于求成，操之过急，否则，往往欲速而不达。如果运动后出现心率过快、头晕头痛、出汗过多、疲劳倦怠、食欲减退，说明运动量过大，超过了身体的耐受程度。

运动一定不可勉强进行，必须量力而行。如果在运动过程中出大力、流大汗，过于疲劳，反而造成气血受损、伤津耗液，血压容易波动不稳。

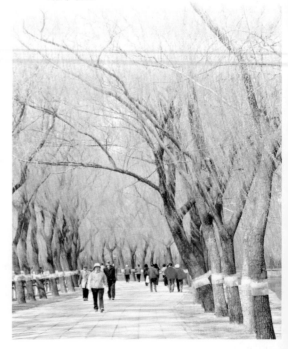

这本书能让你稳定血压

清晨不是运动最佳时间

古人有"闻鸡起舞"的说法，那么，健身的最佳时间是否就在清晨呢？

其实，高血压患者最好不要在清晨进行室外锻炼。一方面清晨是人体血压高峰期，另一方面，清晨的气温较低，寒冷的空气刺激会促使血管收缩，加重高血压，甚至诱发脑卒中。现代城市中，清晨的空气积存了大量的浊气和污染物，空气质量差，这时起床锻炼，身体容易受到浊气、寒气、雾气甚至灰霾的伤害。

尤其是冬天的清晨，很多老年人冒着严寒、摸着黑出门锻炼，真是完全没必要。《黄帝内经》说，冬季养生要"早卧晚起，必待日光"，说的就是要等日出以后再起床并外出活动。因为日出前，大地阴气太盛，外出不利于蓄藏阳气。建议中老年高血压患者最好在早晨太阳出来后再起床，吃过早饭，待外界寒气渐退、稍有暖意时再外出运动、晒晒太阳。

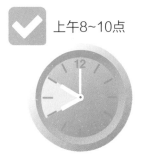
上午8~10点

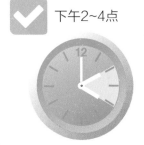
下午2~4点

高血压患者宜将锻炼时间安排在上午8~10点及下午2~4点，进行力所能及的户外活动。这两个时间段，人体精力充沛，各项机能处于相对最佳的状态，不易疲劳，运动量稍大一些也不易发生危险。如果想要晚饭以后去运动，最好只是散步、甩手等运动量较小的运动项目。

贴心提示

运动后喝杯水

高血压患者在运动时要随身带上一瓶水。由于运动后常常会出汗，汗出多了血液会浓缩，要特别注意及时补充水分。白开水、淡茶水都是不错的选择，不仅能促进人体代谢，避免心脑血管危险，还能改善高脂血症、食欲不佳、便秘等状况。

可以稳压的穴位按摩法

穴位是腧穴的俗称，是脏腑、经络的气血输注之处。由于穴位和血脉直接相通，所以具有"按之快然""祛病迅速"的神奇特点。高血压患者适当按摩，可以起到调和阴阳、滋养肝肾、疏肝理气、活血降压的作用，以达到有效预防和治疗高血压的目的。

按压穴位降血压可以分为两种情况。

1

平时按压穴位，可以帮助稳定血压，使血压不会大幅波动。

2

在血压突然升高时，按压穴位是一个能快速降压的简便方法。

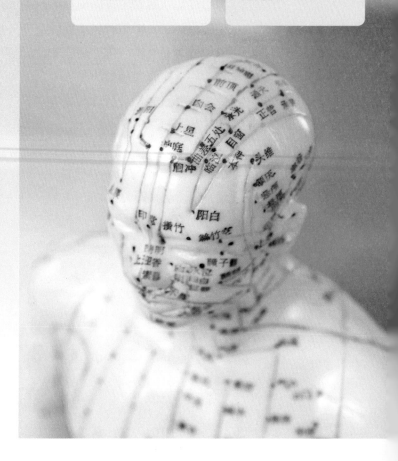

按摩手法和常用穴位

按摩手法

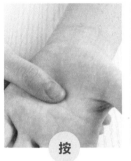

按

用手指或手掌在皮肤或穴位上有节奏地按压。中等力度，全身皆宜。

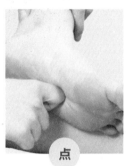

点

用手指指端或屈曲的指关节，用力作用于穴位。力度要大，全身皆宜。

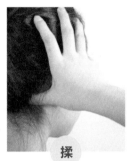

揉

用手指或手掌在皮肤或穴位上进行旋转运动。

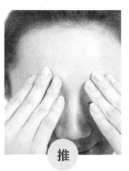

推

用手指或手掌向前、向上或向外推挤皮肤，一般为单方向直线运动。中等力度，全身皆宜。

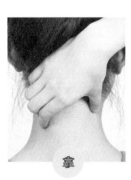

拿

用大拇指配合其他手指，拿住皮肤或肌肉，向上提起，随后又放下。中等力度，以额部、颈项、肩部、四肢为宜。

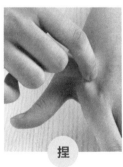

捏

用拇指和其他手指在皮肤某部位做对称性挤压。较用力为好，常用于头面、腰背、胸胁、四肢等部位。

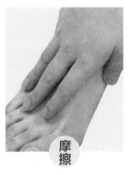

摩擦

用手指或手掌在皮肤或穴位上进行柔和的旋转运动或直线运动。全身皆宜。

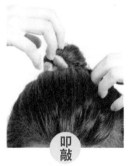

叩敲

用手指、手掌或拳有节奏地弹击身体某部位或穴位。叩敲力度因部位而异。

165

常用穴位

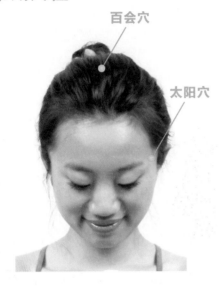

百会穴

太阳穴

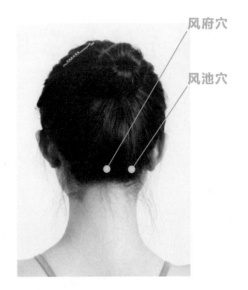

风府穴

风池穴

太阳穴： 在眉梢与外眼角之间，向后约一横指凹陷处。可治疗眩晕、偏头痛、视疲劳、精神疲倦等。

百会穴： 在头顶正中线与两耳尖连线的交点处。可治疗头痛、头晕、心神不宁、失眠、高血压或低血压、口眼歪斜、脏器下垂、脑重鼻塞、耳鸣等。

风池穴： 位于项部，在枕骨之下，与风府穴相平，胸锁乳突肌与斜方肌上端之间的凹陷处。常用于头痛眩晕、颈项强痛、目赤疼痛、鼻出血、耳鸣耳聋、感冒发热、口眼歪斜、落枕等。

风府穴： 后发际正中直上 1 寸，枕外隆凸直下凹陷处。常用于脑后头痛、眩晕、颈项强痛、感冒、脑血管病、脑卒中后失语症、咽喉肿痛、癫狂等病症。

贴心提示

简易取穴法

取穴时"寸"是多少呢？你可以采用以自己手指为标准的简易方法来取穴。注意：一定要用本人的手指来测量才准确。

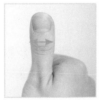

1寸：大拇指横宽为1寸。

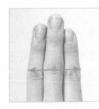

2寸：食指、中指、无名指并合，三指横宽为2寸。

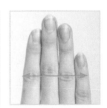

3寸：除大拇指外的四指并合，四指横宽为3寸。

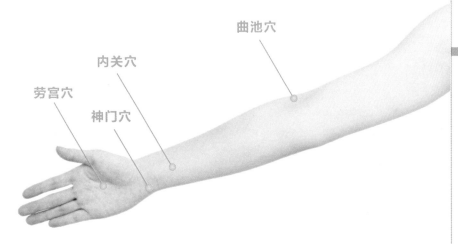

劳宫穴：位于手掌心，在第2、第3掌骨之间偏于第3掌骨，握拳屈指时中指尖处。此穴属心包经穴位，多用于治疗心痛、心悸、癫狂、脑卒中、善怒、胸胁胀满、黄疸以及昏迷、中暑、癔症、口腔炎等。

神门穴：腕横纹尺侧端，尺侧腕屈肌腱的桡侧凹陷处。神门穴属心经，有宁心安神的作用，可有效缓解心烦不安、失眠、神经衰弱、头晕目眩、恍惚健忘、心绞痛、心悸等问题，是调养心神、改善情志的最佳穴位。

内关穴：位于腕臂内侧，掌长肌腱与桡侧腕屈肌腱之间，腕横纹上2寸处。可用于面红目赤、头痛、眼睛充血、晕车、胸胁痛、心绞痛、呃逆等。此穴对缓解疼痛非常有帮助。

曲池穴：完全屈肘时，在肘横纹外侧端。可治疗肩肘关节疼痛、上肢麻木、高血压、目赤肿痛、荨麻疹、流行性感冒等。曲池穴是治疗高血压的要穴，但过度刺激此穴易造成流产，妊娠高血压患者禁用。

贴心
提示

　　以上头部和手臂的每个穴位，每次按揉1分钟左右，力度要由轻到重。头部的百会穴及手臂的曲池穴，可适当延长至3分钟，即按揉200下左右。
　　从按揉穴位的顺序上看，头部穴位按摩应先正面、后背面，手臂按摩则从上而下进行。
　　按摩时双手要保持清洁，不宜佩戴饰品，以免伤害皮肤。

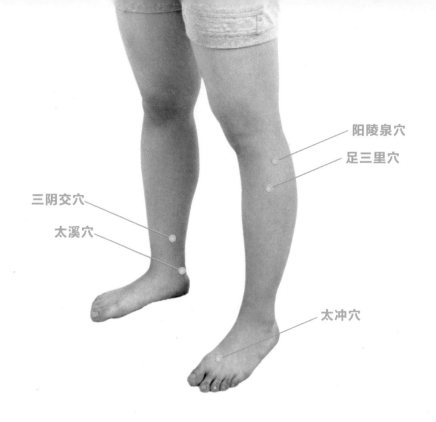

阳陵泉穴

足三里穴

三阴交穴

太溪穴

太冲穴

足三里穴： 外膝眼下四横指，胫骨边缘（即膝下外侧3寸）。足三里穴是健脾和胃、延缓衰老的重要穴位，深受养生家的重视。经常按揉可治疗胃痛、腹胀、腹泻、呕吐、便秘、消化不良等消化系统疾病，以及头晕耳鸣、心悸失眠、高血压、脑卒中、下肢痹痛等。

阳陵泉穴： 在小腿外侧，腓骨小头前下方凹陷处。可清肝利胆，舒筋活络，活化小腿部气血，增强肢体运动能力，用于治疗胆囊炎、胆石症、肝炎、坐骨神经痛、下肢麻痹、膝关节病变等。

三阴交穴： 在小腿内侧，足内踝尖上3寸处，胫骨内侧缘后方。三阴交穴是补肝、益肾、健脾的要穴，可治疗腹痛、腹胀、泄泻、月经不调、带下、不孕、遗精、阳痿、遗尿、失眠、神经衰弱等。

刺激三阴交的降压效果有时非常明显。三阴交是人体三条阴经交会的地方，这三条经都与高血压有直接关系。多数收缩压偏高的患者，在按揉时都会有酸胀感，只要每次按压时都有这种感觉出现，就证明按压是有效的。每天按压不少于200下。

这本书能让你稳定血压

太溪穴：位于足内侧，内踝后方与脚跟骨筋腱之间的凹陷处。太溪穴属肾经，经常按揉可起到补肾阴的作用，对改善肝肾阴虚型高血压非常有益。并可治疗视物昏花、耳鸣耳聋、手足心热、腰膝酸软、慢性咽喉炎、牙痛、气喘、支气管炎、手脚冰凉、月经不调、关节炎等症。每天按揉不应少于200下。

太冲穴：第1、第2跖骨结合部之前凹陷处。太冲穴是肝经穴位，可疏肝理气，用于治疗头痛、眩晕、胁痛、呕逆、腹胀、月经不调、痛经、足踝肿痛等。

太冲穴是血压急剧升高时的一个急救穴。当人发怒、心情不好时，肝经之气会郁结不通，血压也会快速升高，这时按压太冲穴可以起到疏泄肝气的作用。一般按压5~10分钟，血压就会有所下降。

贴心提示

按摩的注意事项

　　按摩最适合轻度、中度高血压患者，如果是重度或危重患者，不宜按摩。此外。有以下情况时，不宜进行按摩。
- 有严重心脏病、肝病、肾病及肺病的人。
- 患有急性炎症或急性传染病的患者，如急性化脓性扁桃体炎、肺炎、急性阑尾炎、蜂窝组织炎、传染性皮肤病等。
- 某些慢性炎症如四肢关节结核、脊柱结核、骨髓炎等。
- 恶性肿瘤、恶性贫血、久病体弱而极度消瘦虚弱的人。
- 患有血液病或者出血倾向的人。
- 有骨科疾病，如骨折、关节脱位等患者。
- 大面积的皮肤病或患溃疡性皮炎的患者。
- 怀孕5个月以上的孕妇。

　　按摩时也可以借助一些小用具，来加强力度，或敲击一些不容易够到的地方。不同形状的按摩棒、按摩棍，适用于不同的力度和穴位，可以根据自己的需要选择。

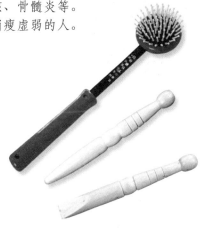

头颈按摩法

　　高血压患者常会有头晕、头痛、颈项强痛、耳鸣等头颈部的症状，头颈部按摩对快速缓解这些症状非常有效，并能起到提振精神、清脑明目、预防感冒等作用。

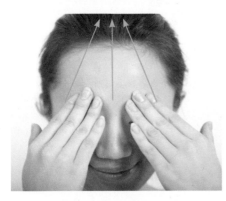

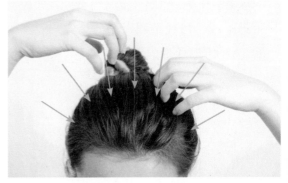

1 闭上眼睛，精神放松。用手指指腹从眉毛向头顶部推擦（也可以用指甲盖刮），直到头顶的百会穴，力度要重，反复200次。

2 用双手手指指端敲打头部，或用指关节轻叩头部，整个头部通敲一遍，百会、风池、风府等穴位处加重力度。叩敲3~5分钟，以感觉头部变轻松为度。

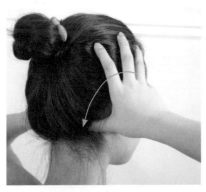

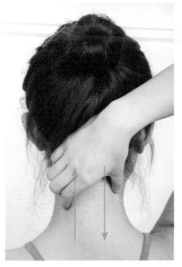

3 手指置于头顶部，以拇指沿耳周按揉太阳穴至风池穴，力度稍重，反复20次，可改善头晕、头痛、耳鸣等症状。

4
单手拿捏后颈肌肉，由上而下，再由下而上，反复20次。如果觉得手累，可换手进行。颈部是经络的集中通路，经常拿捏，可以起到降低血压、缓解颈项强痛的作用。

这本书能让你稳定血压

手部按摩法

通过刺激手掌的心包区和手背上的血压反应区，可以达到稳定血压的目的。

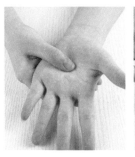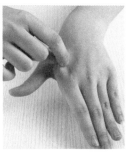

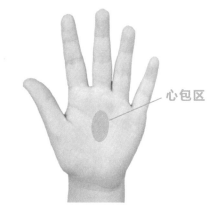

心包区

心包区是以劳宫穴为中心的扩展区域。用力按揉、击打或用牙签刺激等都有效。

贴心提示

你还可以这样做

将牙签10个为一组捆扎起来，分别刺激相应的区域和穴位100下。急性疼痛用尖头刺激，慢性疼痛用钝头刺激。

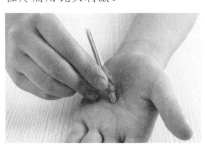

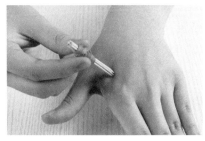

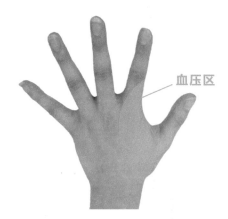

血压区

血压区在双手手背，第1、第2掌骨相接处，偏向第一掌骨。用拇指、食指拿捏血压反应区3~5分钟，以感觉酸、胀、麻为宜。此法可有效缓解高血压引起的头晕、呕吐等症状。

由于此区域包含合谷穴在内，妊娠高血压患者不宜刺激此处。

足部按摩法

　　足部被称为"第二心脏"，是高血压的重要治疗区域。足部按摩最好是在每天晚上睡觉前进行，先经过热水泡脚后，再按摩足部的穴位，才能达到最佳效果。

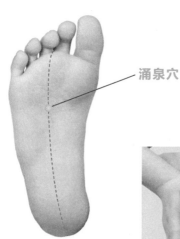

涌泉穴

　　涌泉穴位于足前部凹陷处第2、第3趾趾缝纹头端与足跟连线的前1/3处。此穴是肾经的首穴，有补肾宁心的作用，肾经之气犹如源泉之水，从足下涌出，灌溉周身。

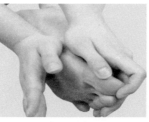 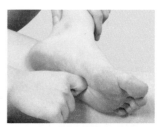

1 用掌心快速搓脚心涌泉穴区域，直到发热发烫。可使心肾相交，活化气血，增强心肾功能。

2 用手指关节重力按揉涌泉穴，3分钟为宜，可强壮腰腿，改善失眠，稳定血压。

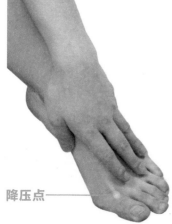

降压点

　　"降压点"位于脚背，大脚趾根部外侧、靠近指缝的位置，按揉或艾灸都对降压点有良性刺激，可帮助降压。

　　此外，反复弯曲、伸直脚趾，也可以刺激降压点，是便捷、有效的降压方法。

敲打经络法

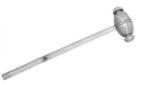

中医经络学认为，高血压发病的原因是经络运行不畅，而引起肝阳上亢和肾气阴虚。如果想要改善经络运行，可以经常敲打肝经和肾经，就能起到畅通气血的作用，使经络恢复其调控作用，令高亢的肝经阳气下降，心情平和，同时肾阴逐渐充实，阴升阳降，阴阳日趋和谐，血压也自然能降下来。

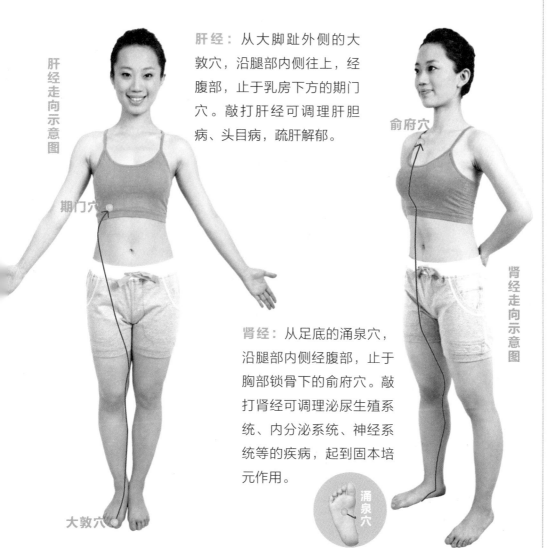

肝经走向示意图

肝经： 从大脚趾外侧的大敦穴，沿腿部内侧往上，经腹部，止于乳房下方的期门穴。敲打肝经可调理肝胆病、头目病，疏肝解郁。

期门穴

俞府穴

肾经走向示意图

肾经： 从足底的涌泉穴，沿腿部内侧经腹部，止于胸部锁骨下的俞府穴。敲打肾经可调理泌尿生殖系统、内分泌系统、神经系统等的疾病，起到固本培元作用。

大敦穴

涌泉穴

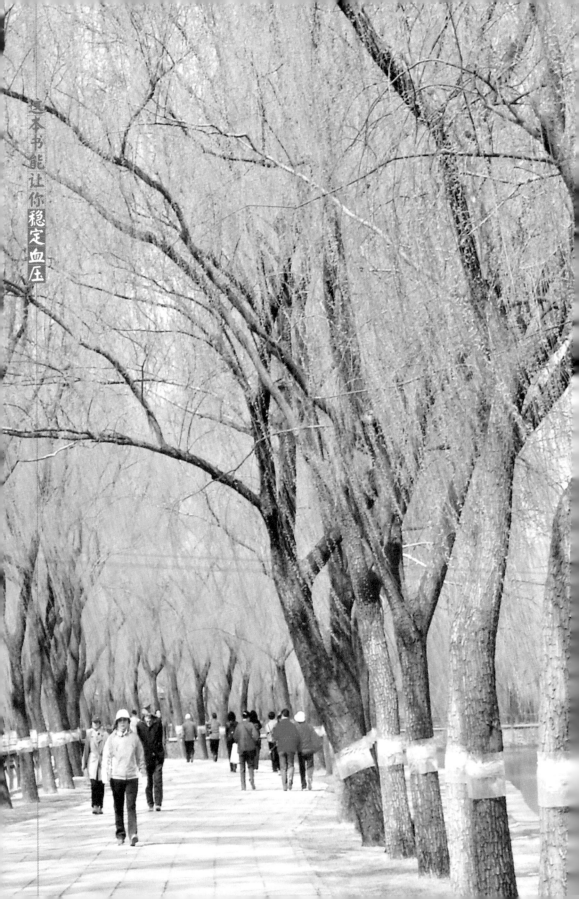

第六章

跟随自然的脚步，稳压才能更持久

我国的传统文化讲究"天人合一""顺势而为"。人类是大自然的一部分，我们的行为如果能顺应大自然的规律，与自然和谐同步，生命就会得到庇护，这对自身的健康会有极大的好处。如果违背自然规律，不仅无法改变或战胜自然，还会白白耗散生命能量，将生命置于危险境地。

一年中的四季轮回、一天中的日月交替，都在遵循永恒而微妙的自然法则，了解并掌握这些规律，更好地去适应它，才能让健康更持久。

一年四季，不同的调养节奏

这本书能让你稳定血压

四季与人体的对应关系

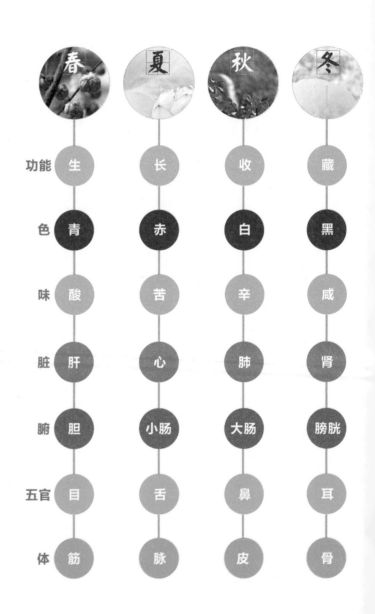

	春	夏	秋	冬
功能	生	长	收	藏
色	青	赤	白	黑
味	酸	苦	辛	咸
脏	肝	心	肺	肾
腑	胆	小肠	大肠	膀胱
五官	目	舌	鼻	耳
体	筋	脉	皮	骨

春季肝火旺，
平肝稳压关键期

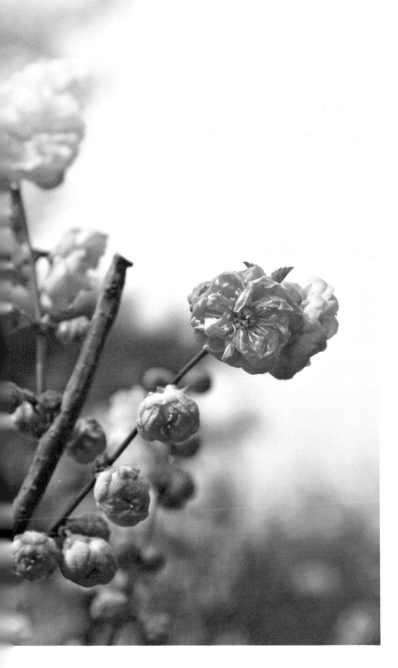

春季宜养肝

春季是生发的季节，阳气初升，天气由寒转暖，万物萌发生机。人体阳气升发，肝气疏泄，气血趋于表，积了一冬的内热也将散发出来。春季人体易被风邪所伤，再加上冷热交替，肝阳偏亢的高血压患者，血压容易不稳定，出现眩晕、头痛、目赤等症状。

所以，春季要注意养肝，平肝，避免肝阳上亢，这对控制高血压起着关键作用。

177

冬装慢些脱，谨防倒春寒

高血压是最容易在春天发作的慢性病。春季天气乍暖还寒，经常有"倒春寒"发生，温度起伏不定，早晚温差较大。如果早早换上轻薄的春装，一旦冷空气来临，会刺激血管收缩，使血压升高。所以，高血压患者要遵循"春捂"原则，不要急于脱掉厚重的冬装。

春季多风，在穿衣时注意要穿能抗风的、质地紧密厚实的外套，如风衣、冲锋衣等，以免风邪侵入人体。尤其是春季外出郊游踏青时，更要小心风寒邪气，保暖仍很重要。

帽子、围巾可以换成薄一些的，但最好不要全摘掉，要特别注意头部和脖子不要受寒、受风。

踏青赏花，心情好才能降血压

春天是美好的季节，大自然阳气升发，万物萌生，枝头从鹅黄变嫩绿，再到花开繁盛、五彩缤纷，小虫苏醒萌动，小鸟欢畅高歌，一派生机勃勃的景象，怎不让人心情愉悦、充满希望。

春天如果整天宅在家里，容易情绪不佳，引起血压升高。别错过这美好的季节，外出踏踏青、赏赏花，置身于春色中，能让人感受大自然的韵律，心情舒畅，所有积在心中的郁闷、烦恼一扫而空。精神轻松愉快了，人体的血压自然就会平稳下来。到大自然中去吧，好心情才是降压的良药！

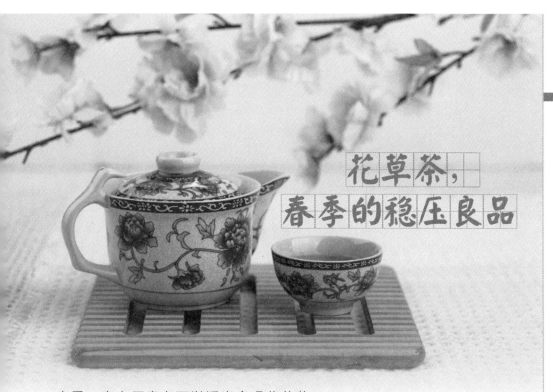

花草茶，春季的稳压良品

春季，高血压患者可以适当多喝些花草茶。花草本身具有升扬发散的特性，对疏肝解郁、稳定情绪、祛除风邪都有意想不到的好处，可起到平稳血压的作用。

菊花：清肝明目，疏散风邪，降压良药。

玫瑰花：疏肝理气，和血散瘀，改善情绪。

茉莉花：平肝解郁，理气和中，芳香驱邪。

桑叶：祛风清热，凉血明目，缓解发热、头痛。

金银花：清热解毒，消炎杀菌，预防过敏。

玉兰花：散风寒，通鼻窍，缓解头痛。

泡花草茶的方法与泡茶叶类似，一般取干品材料3克（鲜品用量为6克，花朵以待开未开的花蕾为佳），以沸水冲泡，闷5~10分钟即可饮用。每日代茶饮。

注意：妊娠高血压患者不宜饮玫瑰花茶、玉兰花茶。

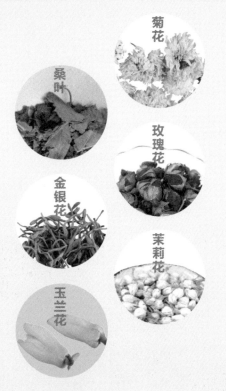

菊花

桑叶

玫瑰花

金银花

茉莉花

玉兰花

夏季热难当，祛暑利湿除心烦

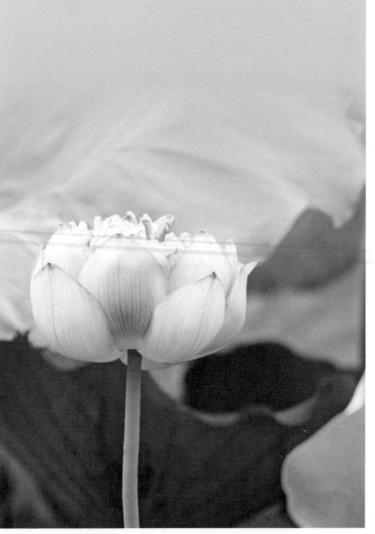

夏季宜清心

夏季是高血压患者最舒服的季节。随着外界温度的升高，血管舒张，血流相对比较畅通，血压会自然降低。

但如果是炎夏酷暑、多雨多湿、闷热难当，高血压患者又不好过了。此时人体阳热偏盛，腠理开泄，汗出过多，易耗气伤津，为暑湿所伤。如果不能及时调理，易出现心烦、失眠、胸闷、头晕等症状。

夏季属心，人体心火易旺，所以，有高血压及心血管疾病者均应注意清心火、安心神，以免病情加重，甚至引发急性并发症。

大汗淋漓后一定要及时补水

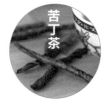

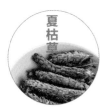

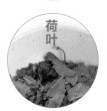

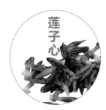

高血压患者在夏季要多饮水，尤其是暑热难耐时，往往会大汗淋漓。人体出汗过多，会造成血容量减少、血液黏稠度增高、血压忽高忽低，容易引发脑血栓等。从中医角度看，出汗过多使人体津液损耗，阴虚火旺的情况加重，尤其是对于肝火旺的高血压患者。所以，夏季出汗过多时，切勿忘记及时补水，并要控制出汗量，适当开空调降温。

凉白开： 补水以凉白开为宜，过热会加重出汗，过冷的水或冰水会损伤肠胃，也不适宜。

淡盐水： 此时不必谈盐色变，如果天气实在太热，出现大汗淋漓的情况，可适当喝些淡盐水。出汗多时，控盐不要太严苛，否则容易引起电解质紊乱，出现疲惫、乏力、头晕等现象，对身体更为不利。

茶水： 平时以淡茶为主，如果气候湿热难当，还可喝些祛暑利湿的茶，如苦丁茶、夏枯草茶、荷叶茶、莲子心茶等。

汤汁： 在日常饮食中多喝些祛暑利湿的汤汁，如绿豆汤、冬瓜汤、丝瓜汤、甘蔗汁、葡萄汁、西瓜汁、番茄汁、黄瓜汁等，也可通过新鲜水果来补充水分。

贴心提示

肝火上炎型高血压患者夏季不宜运动太多。这类人群本身肝火偏旺，阳气易于升动，夏季白天的气温高，若活动过多，更加剧了这种"阳亢"之势。此外，运动造成的出汗过多也会加重内热火旺。所以，此类高血压患者应以安静调养为主，可多在安静凉爽处静坐，"心静自然凉"，身静、心静，不仅温度能下降，血压也能下降。

根据情况调整降压药

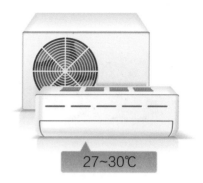

27~30℃

夏季人体的血压一般比其他季节都要低一些，因此，必须根据患者的血压情况，调整降压药。

当高血压患者感到头晕乏力时，不一定是血压高了，很可能是血压低了。而此时如果再吃同样品种和剂量的降压药，很可能会加重低血压，出现头晕沉重、全身无力、四肢冰凉，甚至发生低血压休克。

所以，夏季要随时注意监控血压，尤其是出汗过多、过于疲劳、头晕不适时，别忘了测量一下血压，再进行合理地药物调整。

一方面，要尽量选用长效、缓释的降压药物。由于天热，夜间的睡眠质量相对较差，血压容易有起伏，长效药物对保持血压平稳非常有利。

另一方面，要适当少用利尿剂。由于夏季出汗较多，利尿剂用多了易加重人体电解质的不平衡，尤其是低血钾现象。

夏季的降压药可适当减量，但减哪些药、减多少量，要以医生的指导为准，切勿自行决定，甚至干脆停药，这样极易引起血压的"报复性反弹"。

空调温度要适宜

现代家庭中，空调已经是必备品，有了它，炎炎夏日再也不难过了。但如果不注意空调的使用，高血压患者也很容易被它所害。

夏季在温度及湿度过高时都可以开空调，应保证室内温度控制在27~30℃，室内外温差不超过8℃。

不少人一回家就站在空调下直吹冷风，希望快速降温，这样容易引起感冒和血管收缩，导致心血管意外的发生。

如果过于贪凉，室内外温差过大的话，进出房间会一冷一热，刺激血管突然舒张或收缩，导致血压波动，不利于病情稳定。

室内湿度也应重视，外界湿度太大时，可打开空调的除湿功能，保证室内环境不要太憋闷。

秋季燥气盛，
滋阴润燥可稳压

秋季
宜润肺

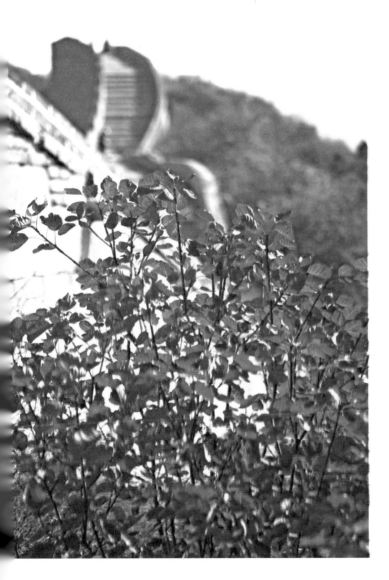

　　秋季是万物成熟的季节，此时阳气开始收敛，阴气渐长，气候干燥。对高血压患者来说，很多人有阴虚的情况，再加上秋燥，病情会有所加重。

　　秋季属金，对应人体的肺脏，燥邪最易伤肺，会使人体免疫力降低，引起咳嗽、感冒等呼吸系统疾病。所以，秋季重点要滋阴润肺，养护津液，不仅能防止燥咳，还能起到稳定血压的作用。

多吃生津润燥的食物

秋季饮食上可以适当吃些生津润燥、滋阴润肺的食物，不但能提高人体免疫力，还能起到稳定血压的作用。

秋季万物丰收，可选择的食物种类非常丰富。对于润肺来说，首选清润多汁的蔬果。

 宜吃： 梨、荸荠、莲藕、豆腐、甘蔗、银耳、百合、山药、芋头、杏仁、枇杷、椰子、柿子、猕猴桃、苹果、香蕉等。

 不宜： 辛热香燥及炸、熏、烤、煎的食物，以免助燥伤津。

春捂，秋不冻

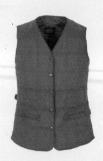

"春捂秋冻"这个词对高血压患者来说，只说对了一半，"春捂"是必需的，而"秋冻"却不宜。

由于秋季昼夜温差较大，风寒邪气极易伤人，尤其对老年人和抵抗力较差的人来说，"秋冻"十分危险，极易引发感冒、肺炎等疾病。而高血压患者更忌受凉，过低的温度会使血管急剧收缩，引发血压急剧升高，容易发生脑卒中、心绞痛、心肌梗死等。

高血压患者外出登山、郊游、早晚出门锻炼时，尤其要注意御寒，及时添加衣物。最好能随身带件轻羽绒或薄的棉马甲，护住心肺。

登高赏景，避免悲秋情绪

"秋风秋雨愁煞人""自古逢秋悲寂寥"，秋天气候日渐寒冷，树木开始凋零，天地有一种肃杀、萧瑟之感，不少人容易在情绪上有一些悲观和抑郁，这种现象又被称为"情绪疲软"。

如果发现有"悲秋"情绪的苗头，可适当增加运动，多外出游玩，对改善抑郁不畅的情绪非常有效。

秋季尤其适合登高赏景，传统的重阳节要登高望远不是没有道理的。爬山是一种很好的有氧运动，站在高处，天高云淡，极目远眺，"看万山红遍、层林尽染"，心胸就能更开阔、更畅达。

好情绪是秋季"良药"，对高血压患者格外重要。

千万别跟风贴秋膘

我国北方有立秋"贴秋膘"的传统，意思是要多吃些肉类食物，让身体做好过冬御寒的准备。而在南方，秋季就要开始"进补"，暖暖地煲上一锅汤，同样是肉类为主，可以说是"异曲同工"。

这些在一定程度上符合中医的养生原则，对健康人有益，但如果是比较胖的高血压患者，千万不可盲目地贴秋膘进补。

肉类食物脂肪含量较高，吃多了会给人体的消化系统增加负担，进而影响代谢系统。尤其是高血压兼有高血脂、高血糖、肥胖、动脉粥样硬化的人群，不能趁此机会敞开胃口，大吃大喝。

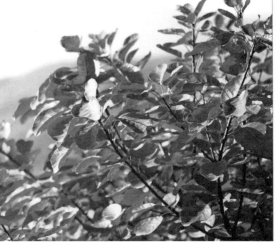

冬季养元气，
保暖御寒稳血压

冬季宜补肾

冬季气候寒冷，万物收藏。人体阳气趋于里，寒邪过盛则易伤阳气，使血管收缩、血液循环受阻，导致气血凝滞，因此冬季是高血压、冠心病、脑梗死等心脑血管疾病的高发期和危险期。

冬季属肾，主藏精，肾又被称为人体的"先天之本"，为元气始发之处，补肾就是养元。冬季补肾既要温补肾阳，也要注意滋养肾阴，对养护人体生命力、提高防病抗病能力有极大的好处，同时，对维护心血管健康也十分有利。

防寒保暖，及时添加衣物

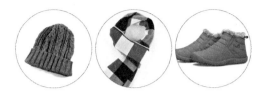

"防寒三宝"：帽子、围巾、棉鞋

高血压患者在冬季要格外注意保暖。随着气温降低，及时添加衣物，不要让心血管反复受到寒冷的刺激，是维持血压平稳、预防心脑血管意外发生的关键。

1 注意头部保暖，外出时最好戴帽子，头部散发热量很快，尤其是脑门要防风保暖，小心着凉感冒。

2 围脖必不可少，颈部受寒易引起呼吸道感染。天气最冷的时候，出门最好戴棉口罩，护住口鼻，保温效果会好很多。

3 注意胸、腹、背的保暖，不论室内、室外，最好随身穿件棉背心、羽绒背心或羊毛背心。

4 脚部保暖也是养护阳气的法宝，尤其在室内，棉拖鞋必不可少。

5 冬季不宜太早出门锻炼，此时阴气太盛，温度极低，对养护人体阳气不利。

6 避免接触冷水，尤其是早起洗漱时更应注意。

温度和湿度，一个也别大意

冬季要注意室内的温度和湿度。温度以18~24℃为宜，湿度在50%~60%为佳，不要低于35%。

在我国北方，冬天室内有暖气，常感到温暖如春，但容易湿度过低，出现燥热。所以，必要时要适当加湿。除了用加湿器外，也可以用拖地板、在室内晾湿衣服、湿毛巾等方法。

南方的情况有所不同，一般没有暖气，室内阴冷潮湿。此时，对于高血压患者来说，最好采用一些取暖设备，如制热空调、电暖器、电热宝等，既可供暖，又能起到除湿作用。特别是在睡觉之前，要确保卧室、卧具温暖，有起夜习惯的人，床边要准备好保暖的衣服。

187

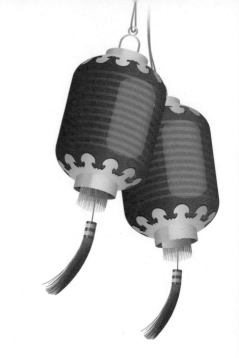

节日团聚，
管住嘴、稳住心

冬季节日密集，是亲朋欢聚的好时光。此时高血压患者要在两个方面格外小心。

一方面是饮食容易失控。宴会酒席频繁，一不小心就会大吃大喝，烟酒助兴，过食肥甘油腻，容易生痰助热，给身体带来负担。平时饮食可能还控制得不错，但此时有太多的理由开戒，"管住嘴"变得很难。

另一方面是情绪容易失控。亲友一年难得相聚，聊起各自的生活、工作、感悟、得失，或喜或悲，五味杂陈，不论是欢喜、兴奋还是生气、担忧、焦虑，某种情绪一旦过了度，都容易让人情绪激动，难以平静。此外，娱乐过度也是引起情绪激动的诱因，如唱歌、打麻将时间过长等。

两种因素叠加起来，再加上节日爆竹连天，人总处于一种紧张亢奋的状态，对血压的平稳非常不利。所以，春节前后的喜庆日子也是各种心脑血管意外高发的时期，务必多加注意。

那么，高血压患者如何安然度过节日呢？

三个字：平 常 心

高血压患者在节日期间尽量不要打乱平日的生活规律，即便是吃大餐，也要以日常食量为标准。在情绪上要多自我调整，不攀比，不斗气，淡定一些，"儿孙自有儿孙福"，不要为子女太操心，乐天知命、顺其自然就好。

如果发现有情绪上的异常，感觉头晕不适，最好找个安静的地方平静一下，平躺休息，量量血压，千万别硬撑着。节日外出赴宴或走亲访友时，身边带好降压药和急救药是非常必要的。

这本书能让你稳定血压

好好把握一天的生理节奏

人体一天中血压的起伏十分巧妙地暗合一天中自然界的阴阳变化规律，体现出人与自然的和谐共生。正常的血压变化使人体在白天能得到充分的血液供应，以满足劳作的需要，而夜晚能得以调整和休息，形成一种劳逸结合的生理节奏。根据一天中血压的自然变动规律来调整自己的生活，可以有效稳定血压，缓和病情，预防心脑血管意外的发生，达到事半功倍的稳压效果。

严防"晨峰"意外

早晨血压快速上升至一天中的最高值，称为"晨峰现象"或"晨冲血压"。对于高血压患者来说，这种波动性会更大，清晨醒来时血压可能就超出了正常范围。附在血管壁上的血栓往往就是在瞬间被冲脱落，引发局部血液循环障碍。面积小的可能不会造成大伤害，而面积大的话，就会出现脑卒中、心肌梗死、心源性猝死等状况。所以，晨峰期又被称为"魔鬼时间"，是高血压、冠心病、脑动脉硬化者预防心血管意外的关键时期。

一些老年人不吃饭、不吃药就去锻炼，回来后买菜、收拾屋子再吃早点，然后才吃降压药。这是很危险的，其间血压升高，运动量增大，极易出现心脑血管意外。

正确的做法是：严格遵守"3步起床法"的程序，并在起床5分钟内就吃降压药。等吃过早饭、休息一会儿后再外出锻炼。

养成良好的生活规律

6:00 8:00	8:00 11:00	11:00 14:00

6:00 — 8:00

1 睡到自然醒，不要用闹钟叫醒，以免受惊扰而血压升高。

2 缓慢起床分三步。
平躺半分钟： 此时可以测量一下血压，这是最准确的基础血压。
坐起半分钟： 此时可以喝杯温开水，顺便吃降压药。
下床半分钟： 坐在床沿，脚着地待一会儿再站起。

3 温水刷牙、洗脸，避免冷水刺激，冬天更应注意。

4 养成清晨定时排便的习惯，预防便秘发生。

5 吃好早餐，八分饱即可。

8:00 — 11:00

1 早餐30分钟后可以外出活动，冬天要注意保暖。

2 上班者要注意交通方式，最好不要乘坐拥挤的公车或地铁，步行、自行车最佳。开车的话要早点出发，否则堵在路上，容易紧张焦躁，使血压升高。

3 工作1个小时就要休息10分钟，劳逸结合，别让自己过于紧张劳累。

4 不要长时间站立、蹲着，不要提重物、用力过度。

5 注意多饮淡茶水，也可喝降压茶。10点左右可吃些酸奶、水果。

11:00 — 14:00

1 午餐要营养均衡，八分饱即可。注意低盐、低脂、少油、少糖，口味不要太重。

2 午餐后有条件的话，可小睡1小时，对缓解疲劳、放松精神、稳定血压非常有利。

3 如果上班没有条件午睡，可找个折叠椅躺一会儿，把腿抬高，让身体尽量放平，闭目养神30分钟也是好的。注意不要趴在桌子上睡。

4 午休时切忌喧闹、打牌，一定要找个安静的地方，让心神静一静。

这本书能让你稳定血压

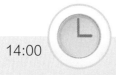

14:00　　　　　18:00

1 下午是容易感到疲劳的时期，经常活动活动肢体，做些伸展运动十分必要。如果场地不允许，经常活动一下手腕、脚踝也是好的。

2 15~16 点，可以吃些小点心、水果等。

3 16~18 点，可以外出适当活动。

4 下班后不妨步行或骑车回家。家远的话就先步行一段时间，再坐车回家，或者在到家前一站提前下车，再步行回家。

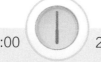

18:00　　　　　22:00

1 晚餐不可进食过量，仍以八分饱为原则。口味要求同午餐。

2 吃完晚餐 30 分钟后，可以外出散步。

3 晚上要以安静休息为主，娱乐要适度，不要做让自己过于兴奋的事。看电视、上网、玩手机都不宜时间太长，切忌长时间保持同一姿势。

4 可以一边看电视，一边做一些穴位按摩、敲打经络、伸展运动等，以改善全身的气血循环，消除疲劳，放松精神。

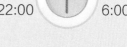

22:00　　　　　6:00

1 温水洗漱，洗澡也要用温水，切忌凉水。

2 每晚睡前用热水泡脚，然后做些足底按摩。

3 上床后静坐一会儿，让身心"入静"，可安定心神、提高睡眠质量。

4 注意调好卧室的温度、湿度，确保卧具温暖。睡衣要宽松舒适。

5 根据病情调节性生活，不要过度。

6 23 点前要上床睡觉，切忌熬夜，保证充足的睡眠。

7 床头准备一个保温杯，方便半夜及第二天清晨喝水。

图书在版编目（CIP）数据

这本书能让你稳定血压 / 余瀛鳌，采薇主编. —北京：
中国轻工业出版社，2019.2

ISBN 978-7-5184-0463-6

Ⅰ．①这… Ⅱ．①余… ②采… Ⅲ．①高血压—防治
Ⅳ.①R544.1

中国版本图书馆CIP数据核字(2015)第060602号

责任编辑：舒秀明 责任终审：李 洁
封面设计：奥视创意 版式设计：采 薇 责任监印：张京华
出版发行：中国轻工业出版社（北京东长安街6号，邮编：100740）
印　　刷：北京画中画印刷有限公司
经　　销：各地新华书店
版　　次：2019 年 2 月第 1 版第 5 次印刷
开　　本：720×1000 1/16 印张：12
字　　数：105千字
书　　号：ISBN 978-7-5184-0463-6 定价：39.80元
邮购电话：010-65241695
发行电话：010-85119835 传真：85113293
网　　址：http://www.chlip.com.cn
Email：club@chlip.com.cn
如发现图书残缺请直接与我社邮购联系调换
181468S2C105ZBW